Lothar Schwarz / Markus Schwarz

Herz-Kreislauf-Training

Bewegungsprogramme zur Vorsorge und Behandlung von Herz- und Gefäßerkrankungen

blv aktiv+gesund

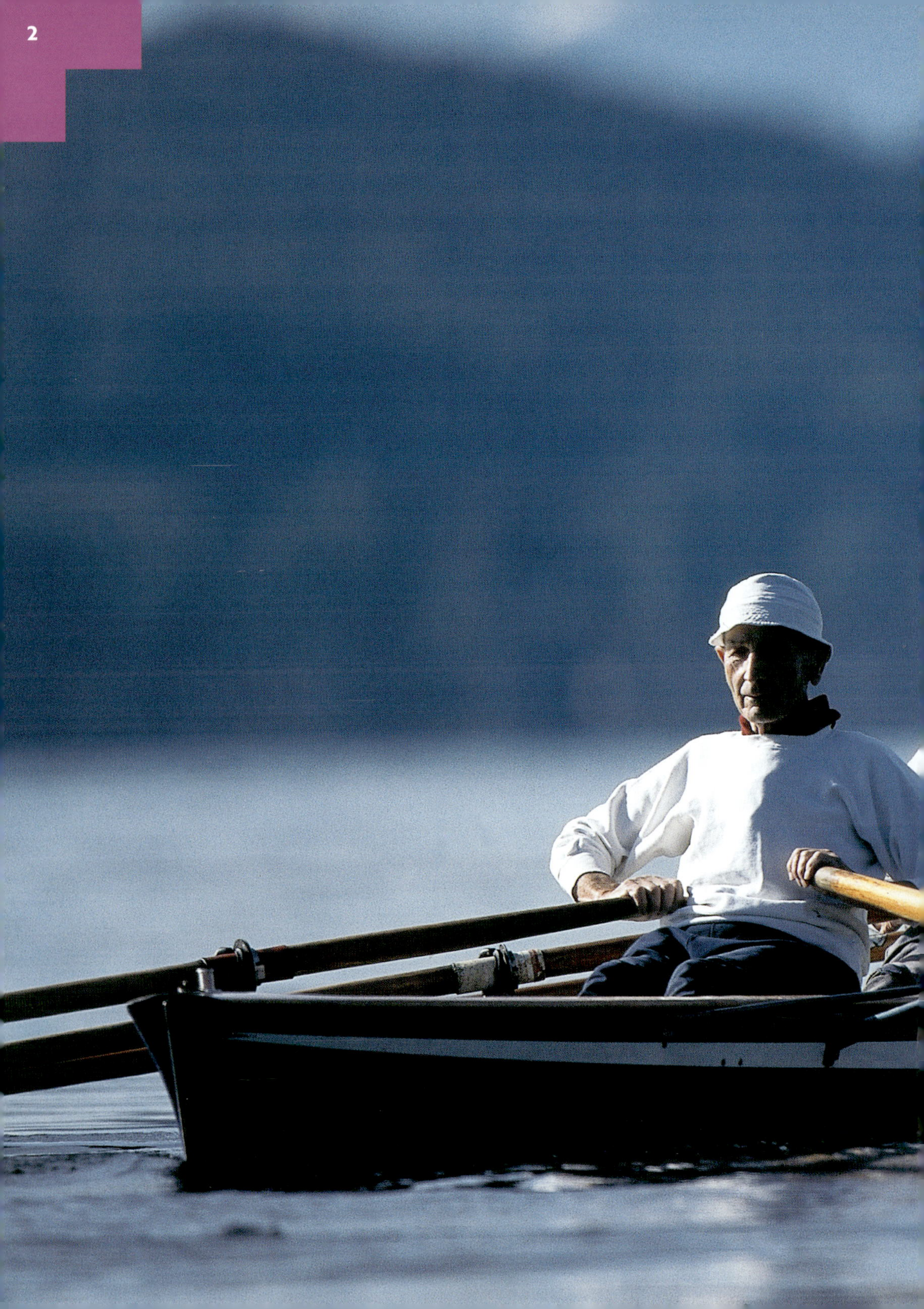

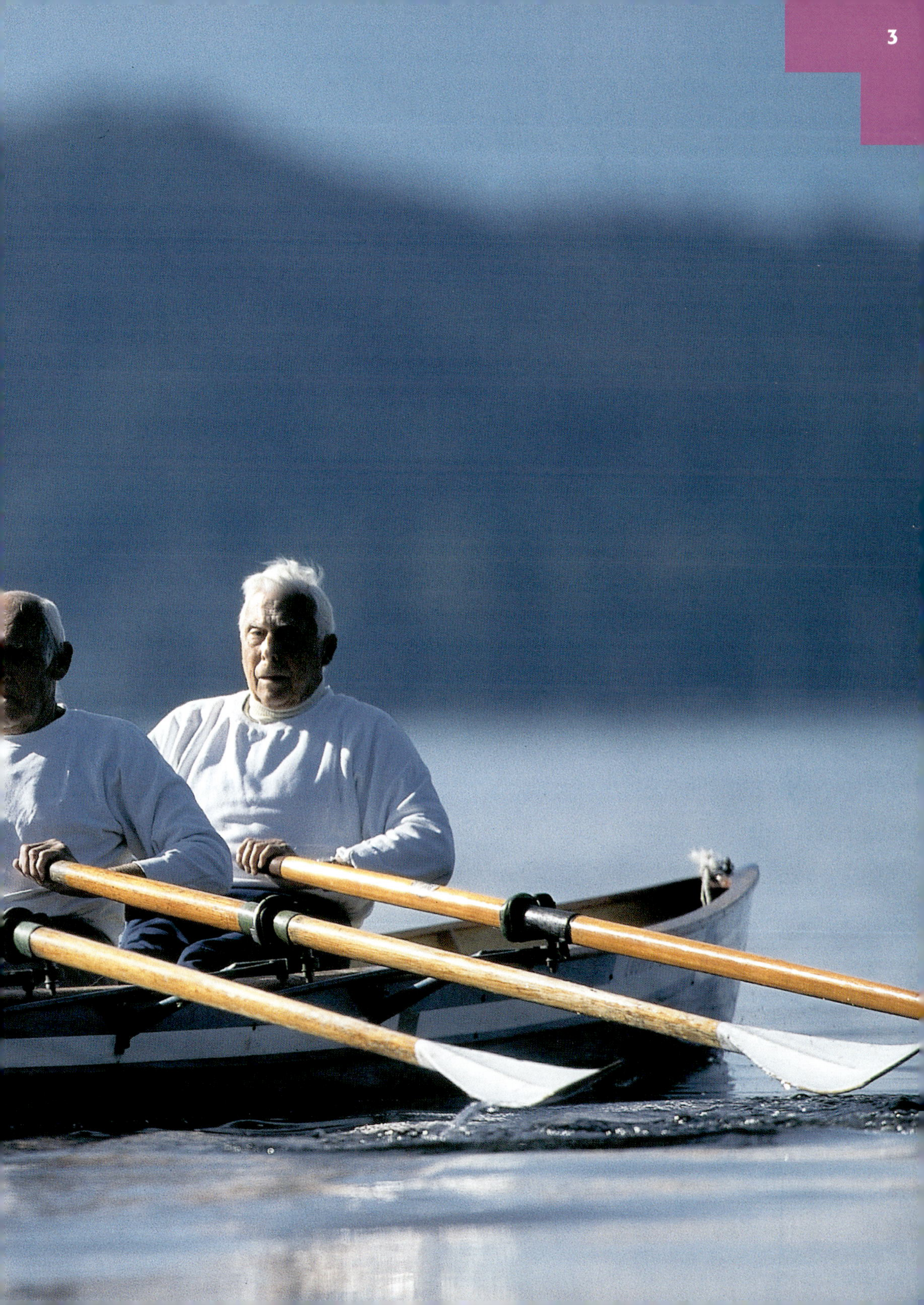

Bibliografische Information
Der Deutschen Bibliothek

Die Deutsche Bibliothek verzeichnet diese Publikation in der Deutschen Nationalbibliografie; detaillierte bibliografische Daten sind im Internet über http://dnb.ddb.de abrufbar.

Demonstration der Übungen
Birgit K. Maier

Bildnachweis
Alle Fotos von Ulli Seer außer:
S. 18, 27, 33, 34, 39, 51, 52, 53, 54, 57, 58, 59 Archiv L. Schwarz/M. Schwarz
S. 29 Stock food

Lektorat: Edith Ch. Kiel
Herstellung: Peter Rudolph
Layoutkonzept: Studio Steinbicker, München
Satz & Layout: Uhl + Massopust, Aalen
Reproduktion: Repro Ludwig, Zell a. See
Einbandgestaltung und Titelfoto:
Karin Niedermeier, München

BLV Verlagsgesellschaft mbH
München Wien Zürich
80797 München

Gedruckt auf chlorfrei gebleichtem Papier

Printed in Germany · ISBN 3-405-16506-7

Die Autoren

Beide Autoren haben sich vor allem mit der Konzeption, praktischen Umsetzung und wissenschaftlichen Bewertung von Gesundheitssport befasst. Sie verfügen über umfangreiche Erfahrung in der medizinischen und sporttherapeutischen Betreuung von Sportlern und Patienten sowie der Ausbildung von Studenten und Übungsleitern. Neben der fachlichen Beratung verschiedener Verbände und Institutionen des Sports sind sie auch in der Erwachsenenbildung tätig.
Dr. med. Lothar Schwarz arbeitet nach Assistenzarzttätigkeit in der Inneren Medizin und rehabilitativen Orthopädie seit 1987 als Sportmediziner am renommierten Institut für Sport- und Präventivmedizin der Universität des Saarlandes und ist gleichzeitig Betriebsarzt der Universität Saarbrücken. Seit 1991 ist er Vorsitzender des Saarländischen Sportärzteverbandes.
Dr. phil. Markus Schwarz, Sportwissenschaftler und -pädagoge, ist seit 1989 Dozent am Sportwissenschaftlichen Institut, Arbeitsbereich Sportpädagogik/Gesundheitssport und wissenschaftlicher Mitarbeiter am Institut für Sport- und Präventivmedizin der Universität des Saarlandes.

Hinweis
Das vorliegende Buch wurde sorgfältig erarbeitet. Dennoch erfolgen alle Angaben ohne Gewähr. Weder Autoren noch Verlag können für eventuelle Nachteile oder Schäden, die aus den im Buch vorgestellten Übungen und Informationen resultieren, eine Haftung übernehmen. Im Zweifelsfall sollte immer ein Arzt konsultiert werden.

Inhalt

Vorwort 6

Einleitung 8
Plädoyer für eine bewegte Zukunft 8

Körperliche Aktivität: sportmedizinisches Know-how 10
Wer zu spät kommt … 10
Wirkungen und mögliche Nebenwirkungen 11
Indikationen und Kontraindikationen 13
Dosierung und Steuerung 14
Mit Ausdauer dauerhaft gesünder 19

Sportmedizinisches Warm-up: individuelle medizinische Vorbereitung 22
Risikofaktoren 22
Ärztliche Untersuchung und Beratung 24
Ernährungstipps 27
Selbsteinschätzung und Selbstreflektion 29

Ein »bewegtes« Leben: die Dosis macht's 32
Einstieg ohne Hürden, aber mit etwas Geduld 32
Verbessertes Wohlbefinden: Motivation für ein dauerhaftes Bewegungstraining 34

Motor-Tuning ohne Panne 35
Energieumsatz und Fettverbrennung 35
Technik und Dosierung des Herz-Kreislauf-Trainings 36

Pflegehinweise für die »Karosserie« 60
Mobil und kräftig 60

Mit Geschick trainieren 76
Gleichgewicht verbessern, Haltung bewahren 76

Entspannung kann man trainieren 80
Gezielte Körpersensibilisierungs- und Entspannungstechniken 80

Den Alltag aktivieren 86
Bewegungstipps für Beruf und Freizeit 86

Trainingsplanung: mit System zum Erfolg 90
Tipps für ein regelmäßiges, selbst organisiertes Training 90
Tipps für die Belastungsintensität beim Ausdauertraining 94

Vorwort

Sport erlernen – Gesundheit erleben

Die bekannte Historikerin und Bestsellerautorin Barbara Tuchmann stellt im ersten Absatz ihres Buches »Die Torheit der Regierenden« folgende Fragen: »Warum agieren die Inhaber hoher Ämter so oft in einer Weise, die der Vernunft und dem aufgeklärten Eigeninteresse zuwiderläuft? Warum bleiben Einsicht und Verstand so häufig wirkungslos?«
Lassen Sie uns diesen Gedanken aufgreifen und von der komplexen Ebene des Allgemeinwohls übertragen auf den überschaubaren Zustand unseres individuellen Wohlbefindens, das nach allen Umfragen durch unsere Gesundheit geprägt wird! Auch hier ist man versucht, analog zu fragen: Warum sind wir täglich besorgt um unsere Gesundheit, verhalten uns aber häufig in einer Weise, die unsere Gesundheit gefährdet anstatt sie zu fördern? Warum bleiben vernünftige Einsichten so oft in den Startblöcken stecken?
Wir finden in allen Kulturen die Tradition der körperlichen Bewegung als tragenden Stützpfeiler der Gesundheit. Wir wissen aus einer Vielzahl wissenschaftlicher Studien insbesondere der letzten Jahrzehnte um den unmittelbaren Zusammenhang zwischen regelmäßiger Bewegung, körperlicher Fitness und Gesundheit. So haben beispielsweise körperlich inaktive Personen ein etwa doppelt so hohes Risiko, einen Herzinfarkt zu erleiden, wie vergleichbare Menschen mit einem aktiven Lebensstil. Warum bleibt es häufig bei guten Vorsätzen, aber schlechter Umsetzung? Wieso sind 90 % der über 50-jährigen Bevölkerung an gesunder Lebensweise interessiert, aber nur etwa 10 % treibt regelmäßig Gesundheitssport?
Zwei einfache Antworten gibt uns die tägliche Praxis. Zum einen: Wir haben gesunde Bewegung oft nicht richtig oder nachhaltig gelernt! Zum zweiten: Wir verlassen uns ausgerechnet bei einer unserer wichtigsten Lebensgrundlagen, der Gesundheit, zu häufig auf andere, anstatt selbst aktiv zu werden. Auf den folgenden Seiten werden wir Ihnen zunächst einige auch für Nichtfachleute nachvollziehbare sportmedizinische Einblicke vermitteln. Das Verständnis dafür, dass körperliche Aktivität der wichtigste natürliche Baustein zur Gesundheitsstabilisierung ist, aber auch die richtige Vorbereitung zur Vermeidung von Über- und Fehlbelastung, sind Garanten für Motivation und Erfolg. Im anschließenden praktischen Hauptteil wollen wir Sie Schritt für Schritt und mit entsprechenden Fotos anleiten, mit diesem Baustoff so umzugehen, dass Vitalität und Freude an der Bewegung zueinander finden. Niemand kann eine Garantie auf Gesundheit geben. Wir können und sollten aber die besten Wege nutzen, um auf die häufige Frage, wie es »geht« und mit der Gesundheit steht, antworten zu können: Es »läuft« immer besser!

Natürliche Bewegung

Abb. 1

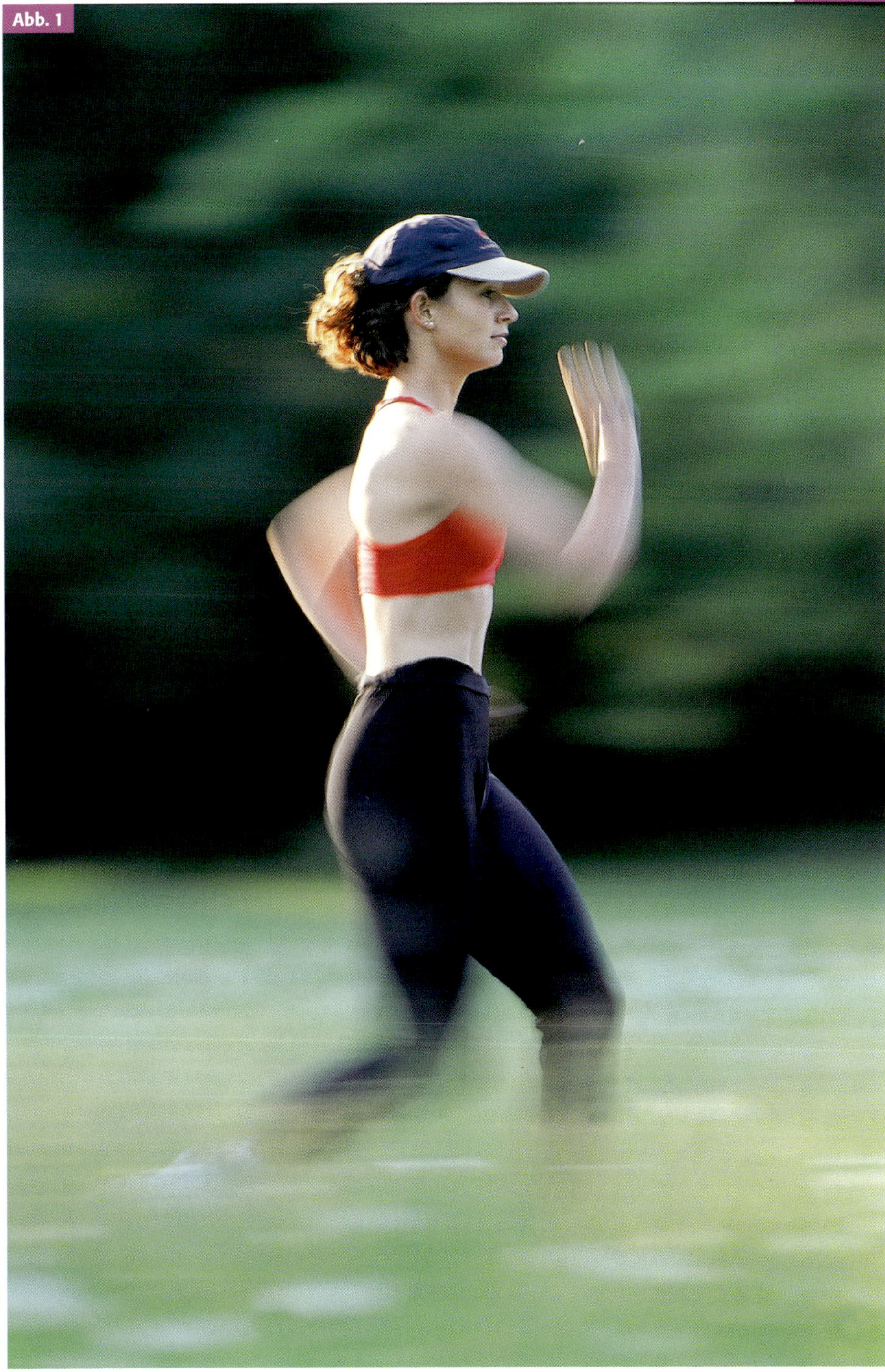

Einleitung

Plädoyer für eine bewegte Zukunft

Die Weltgesundheitsorganisation propagiert ebenso wie die medizinischen Fachgesellschaften Bewegung und Sport neben einer gesunden Ernährung als wichtigste natürliche Maßnahme zur Gesundheitsvorsorge.
Nicht selten wird uns aber auch suggeriert: Ist eine so einfache und alte Strategie wie körperliche Bewegung bei den medikamentösen und technischen Möglichkeiten der modernen Medizin heute überhaupt noch notwendig und nicht antiquiert? Die Antwort ist nicht nur ein klares Nein! Es gibt viele Sachverhalte, die der sportlichen Aktivität in unseren Tagen eine im Vergleich zu früher sogar größere Bedeutung zukommen lassen. Zum Verständnis ist es hilfreich, nicht nur kurzsichtig die großen Erfolge der Medizin, sondern auch deren Folgen kritisch zu betrachten. Gleichzeitig darf man nicht einseitig den medizinischen Fortschritt losgelöst von den Herausforderungen der modernen Gesellschaft sehen.
Die durchschnittliche Lebenserwartung hat in den letzten 150 Jahren in den Industrieländern relativ konstant um zwei bis drei Monate pro Jahr zugenommen. In Deutschland liegt sie heute für Frauen bei ca. 80 Jahren, bei Männern bei ca. 75 Jahren. Die noch zu erwartende Lebensdauer beim älteren Menschen liegt beim 65-jährigen Mann bei 15 Jahren, bei der 65-jährigen Frau bei knapp 19 Jahren.
Aus der Betrachtung von Lebenserwartung und Geburtenzahl lässt sich für die Altersstruktur der Bevölkerung in Deutschland prognostizieren, dass der Anteil der 60-Jährigen und Älteren von rund 25 % im Jahr 2000 auf fast 40 % im Jahre 2030 ansteigen wird.
Im Zuge dieser demographischen Entwicklung nehmen chronische Verschleißerkrankungen am Herz-Kreislauf-System und Bewegungsapparat immer mehr zu. Bei den Todesursachen in höheren Altersgruppen stehen die Erkrankungen des Herz-Kreislauf-Systems mit etwa 50 % an erster Stelle. Während die moderne Medizin akute Erkrankungen häufig gut therapieren kann, ist bei den chronischen Verschleißerkrankungen meist nur »Reparatur« mit erheblichen Funktionseinbußen und Verlust von Lebensqualität möglich. Therapie und Frühinvalidität verursachen zudem immense Kosten.
Der resultierende zwangsläufige Zusammenhang lässt sich auf die nur beim ersten Blick paradox erscheinende Kurzformel bringen: Je besser die Medizin, desto kränker ist die Gesellschaft!
Ökonomisch offensichtlich wird dies ganz aktuell am Kollaps der solidarisch finanzierten Gesundheitssysteme.
Erstaunlicherweise wird übrigens in dieser Situation ungleich mehr über Bewältigung von Krankheitskosten diskutiert als über die Erhaltung von Gesundheit. Es ist, als säßen wir in einer komplizierten, selbst konstruierten Falle. Aber gerade aus schwierigen Lagen kann man sich häufig mit einfachen, bewährten Rezepten heraushelfen.
Wenn mit dem Alter assoziierte Verschleißerkrankungen schlecht zu heilen sind, dann muss die Vorbeugung in den Vordergrund rücken.

Neben falschen Ernährungsgewohnheiten ist Bewegungsmangel als negative Folge unserer technisierten Umwelt oft Auslöser und/oder Verstärker dieser Erkrankungen.
Körperliche Aktivität unter dem Überbegriff Gesundheitssport ist die mit Abstand effektivste Strategie, um das Risiko von chronischen Erkrankungen zu reduzieren (in wissenschaftlichen Studien beispielsweise bei Herz-Gefäß-Erkrankungen um bis zu 50%).
Wenn wir in der Realität Computer, Autos und Telefone immer schneller und mobiler machen, dann müssen wir verstärkt darauf achten, nicht selbst in virtueller Bewegung zu verkümmern – auf Kosten unserer Leistungsfähigkeit, Vitalität und Gesundheit.
Die körperliche Bewegung wird in einer immer älter werdenden Gesellschaft, in der zunehmend vieles bewegungslos erledigt wird, zum Beispiel sitzend am Computer, als notwendiger natürlicher Kompensationsmechanismus eine Renaissance erleben. Aber ähnlich wie bei der Ernährung darf man sich beim Gesundheitssport nicht allein auf Gefühl und Geschmack verlassen. Wissenschaftlich fundierte Erfahrungswerte aus Sportmedizin und Sportwissenschaft, abgestimmt auf die individuellen Voraussetzungen, sind der Schlüssel zum Erfolg.

Abb. 2

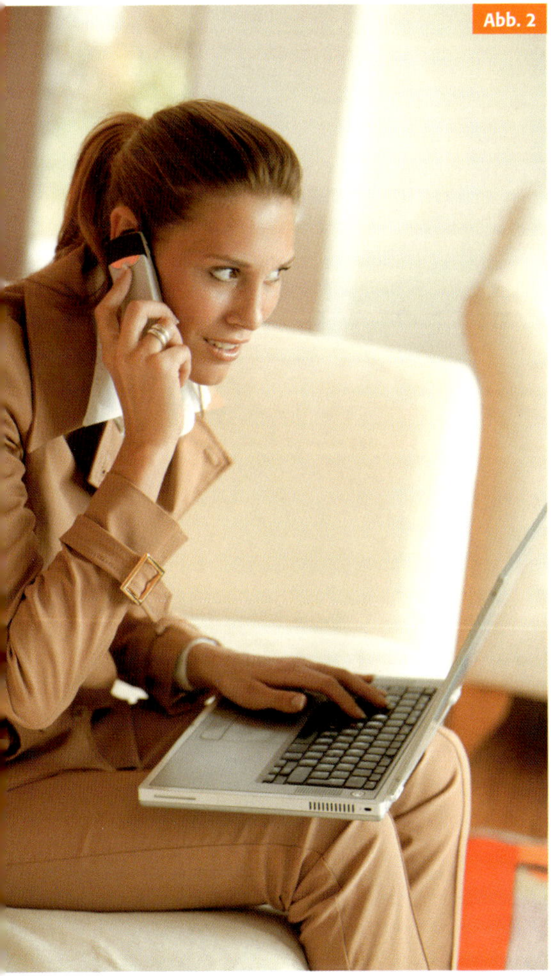

Gesundheitssport

»Gesundheitssport ist eine aktive, regelmäßige und systematische körperliche Belastung mit der Absicht, Gesundheit in all ihren Aspekten (d.h. somatisch wie psychosozial) zu fördern, zu erhalten oder wieder herzustellen. Gesundheitssport umfasst den Präventivsport, die Bewegungs- und Sporttherapie sowie den Rehabilitationssport. Da Sport auch mit gesundheitsbezogenen Risiken verbunden sein kann, müssen die Inhalte dosiert und in Anlehnung an die individuellen Voraussetzungen ausgewählt werden.«

(Definition des Deutschen Sportbundes und der Deutschen Gesellschaft für Sportmedizin)

Bewegungskiller Büroarbeitsplatz

Körperliche Aktivität: sportmedizinisches Know-how

Wer zu spät kommt…

Angelehnt an das physikalische Trägheitsgesetz ist die körperliche Trägheit und das Suchen nach bequemen Wegen ein Wesenszug der menschlichen Natur. Wir umgeben uns deshalb immer früher und zunehmend mit technischen »Bewegungskillern« – von Computerspielen über Mobiltelefone zu Autos und Fernbedienungen. Erwachsene, insbesondere nach dem 35. oder 40. Lebensjahr, spüren den jetzt zwar auch altersbedingt einsetzenden, aber im Wesentlichen durch die Lebensgewohnheiten forcierten Abbau der Leistungsfähigkeit.

Moderne Jungbrunnen versprechen dauerhafte Jugendlichkeit. Das Geschäft mit Verjüngungspillen, synthetischen Vitalstoffen und z.B. von Hormonen abgeleiteten Anti-Aging-Präparaten hat Konjunktur. Ein einfach erscheinender, bequemer Weg – doch vor allem ein Irrweg. Es gibt keinen Beweis für die Wirksamkeit derartiger Mittel, ebenso wenig wie den Ausschluss von negativen Spätfolgen.

Warum nicht die natürliche, logisch einleuchtende, relativ günstige, nicht von außen passiv eingenommene, sondern von innen aktiv gestaltete, nachweislich einzig sicher wirksame Methode wählen?

Ein sportlich aktiver 60-Jähriger kann ohne weiteres eine höhere körperliche Fitness aufweisen als ein gesunder körperlich inaktiver 30-Jähriger! Und unser Organismus nimmt dankbar Trainingsreize auch mit 50, 60, 70 oder mehr Jahren an und kann daraus Ausdauer, Kraft, Vitalität und nicht zuletzt auch Wohlbefinden und Lebensfreude entwickeln.

Jeden Tag gilt: Es ist nie zu spät! Positive Wirkungen durch sportliche Aktivität sind auch noch im hohen Alter erzielbar. Krankheitsbedingte Funktionseinbußen lassen sich oft nicht völlig wiederherstellen, aber häufig wesentlich verbessern.
Jeder Tag zählt: Es ist niemals zu früh für aktive Gesundheitsvorsorge zum Schutz vor Verschleißerkrankungen, insbesondere von Herz, Gefäßen, Muskulatur und Gelenken.

Bei der so genannten Altersvorsorge investieren wir heute für die soziale Sicherheit von übermorgen. Auf das gleiche Rezept sollten wir bei der viel wichtigeren Gesundheitsvorsorge vertrauen. Abwarten, aussitzen und die eigenen Ressourcen brach liegen lassen dürfen wir uns bei der heutigen Lebenserwartung und dem damit verbundenen Risiko für chronische Alterserkrankungen nicht länger leisten.

Anders ausgedrückt: Die Lebensquantität, also ein hohes Lebensalter zu erreichen, wird uns heute als Geschenk häufig schon in die Wiege gelegt. Für die Lebensqualität vor allem in der zweiten Lebenshälfte müssen wir rechtzeitig selbst sorgen. Das eine ohne das andere ist von zweifelhaftem Wert.

Wirkungen und mögliche Nebenwirkungen

Medikamente, die gut wirken sollen, aber angeblich keinerlei Nebenwirkungen aufweisen, sind Ärzten zu Recht suspekt. Wie bei jedem wirksamen Mittel können auch beim Sport Nebenwirkungen auftreten. Das gilt vor allem bei falscher Anwendung (z.B. Maximalkrafttraining beim Bluthochdruckpatienten) und – häufiger vorkommend – bei fehlerhafter individueller Dosierung (zu intensiv mit Überlastung). Bei Beachtung der in den folgenden Kapiteln dargestellten einfachen Grundsätze ist körperliches Training sehr sicher und effektiv.

Wirkungen

In den letzten Jahrzehnten hat die sportmedizinische Wissenschaft eine Vielzahl von durch Sport ausgelöste, miteinander verzahnte und die Gesundheit fördernde Mechanismen in unterschiedlichen Funktionseinheiten unseres Organismus untersucht und nachgewiesen. Diese einzelnen Mosaiksteine ergänzen sich zu dem seit Jahrtausenden beschriebenen Bild des gesunden Sports (vgl. Tab. unten). Auch zur Unterstützung der oft aufgestellten These, dass Sport im Alter zum Erhalt des geistigen Leistungsvermögens beitragen kann, gibt es neueste Erkenntnisse. Amerikanische Wissenschaftler haben belegt, dass der mit zunehmendem Alter auftretende Schrumpfungsprozess von weißer und grauer Gehirnmasse durch regelmäßigen Sport verlangsamt wird.
Einen Schlüssel zum Verständnis der einzigartigen, erstaunlich ganzheitlichen Wirkung von Sport stellt die bei gesundheitssportlicher Aktivität im Vergleich zur Ruhe um ein Mehrfaches (etwa 5- bis über 8-fach) erhöhte Sauerstoffaufnahme dar. Durch die dynamische Aktivierung beispielsweise beim Laufen oder Walking kann diese über die Lunge einströmende Sauerstoffflut mit Unterstützung der gleichzeitig mitarbeitenden Partner wie Herz und Kreislauf, Nervensystem, Stoffwechsel und Hormone eine Vielzahl von Zellen erreichen und »erfrischen«. Dieser Effekt lässt sich in dieser Perfektion ausschließlich durch ausdauer-

Wichtige durch Sport ausgelöste positive Anpassungen in verschiedenen Organsystemen (↑ = Zunahme, ↓ = Abnahme)

Herz-Kreislauf-System	
▶ Herzfrequenz	↓
▶ Schlagvolumen*	↑
▶ Blutdruck	↓
▶ Sauerstoffverbrauch des Herzens	↓
▶ Sauerstoffangebot für das Herz	↑
▶ Arteriosklerose	↓
Muskulatur- und Stoffwechsel	
▶ Dichte der Kapillargefäße	↑
▶ Oxidative Kapazität**	↑
▶ Insulinempfindlichkeit***	↑
▶ Fettverbrennung	↑
▶ HDL-/LDL-Cholesterin	↑
Vegetatives Nervensystem und Psyche	
▶ Parasympathikus (Vagotonus)	↑
▶ Sympathikus (Adrenalin)	↓
▶ Disstress	↓
Blut	
▶ Viskosität	↓
▶ Blutplättchenverklebung	↓
▶ Bildung von Blutgerinnseln	↓
Immunsystem	
▶ Krebsrisiko	↓
▶ Abwehrkraft	↑
Bewegungsapparat	
▶ Beweglichkeit	↑
▶ Koordination	↑
▶ Muskelkraft	↑
▶ Knochendichte	↑

* Menge an sauerstoffreichem Blut, die bei jedem Herzschlag in den Körper gepumpt wird.
** Fähigkeit der aeroben Energiegewinnung.
*** Bewirkt einen geringeren Insulinbedarf für Stoffwechselprozesse in Muskulatur und Fettgewebe.

orientierten Sport erzielen – vergleichbar mit einem Orchester, in dem alle Solisten harmonisch zusammenspielen und gemeinsam ein reines Musikerlebnis erzeugen.

Deshalb verwundert auch nicht, dass beispielsweise eine große deutsche Herz-Kreislauf-Präventionsstudie an 44 000 Personen im Alter zwischen 25 und 69 Jahren zu folgenden Resultaten kommt.
Sportlich Aktive haben gegenüber sportlich Inaktiven

- eine höhere Zufriedenheit
- weniger gesundheitliche Beschwerden
- einen besseren Gesundheitsstatus
- weniger Krankheitstage

Dass der Sport und insbesondere Ausdauersport neben adäquater Ernährung eine Schlüsselrolle bei der Vorbeugung der Arteriosklerose und ihrer Folgekrankheiten einnimmt, ist unbestritten und wissenschaftlich belegt. Aber auch im Rahmen der Wiederherstellung (Rehabilitation, z. B. nach einem durchgemachten Herzinfarkt oder zur Verhinderung eines Zweitinfarkts, auch als Reinfarkt bezeichnet) ist körperliche Aktivität wirksam. Neben den notwendigen medizinischen Behandlungsmaßnahmen können flankierend durch individuell dosierte körperliche Aktivität Anpassungsvorgänge von Stoffwechsel, Muskulatur und vegetativem Nervensystem eingeübt werden, die beim Herzpatienten den Sauerstoffverbrauch des Organismus für eine bestimmte Anforderung reduzieren und damit ein krankes Herz entlasten.
Die Häufigkeit eines Herzinfarkts bzw. des Todes am Herzinfarkt liegt bei körperlich aktiven Personen um etwa die Hälfte niedriger im Vergleich zu inaktiven. Auch die Sterblichkeit nach einem Infarkt sowie die Reinfarktrate lassen sich durch regelmäßige Bewegung reduzieren.

Arteriosklerose
Darunter versteht man Veränderungen der Gefäßinnenwand durch krankhafte Einlagerung verschiedener Stoffe (zunächst Wasser, später Eiweiße und Fette). Im weiteren Verlauf wird das natürliche Gewebe zerstört. Es entwickeln sich »Verkalkungen«, die zu einer Verkleinerung des Gefäß-Innendurchmessers mit der Gefahr von Durchblutungsstörungen führen. Wichtige mögliche Folgeerkrankungen sind:

- *koronare Herzkrankheit (KHK) mit Gefahr des Herzinfarkts.*
- *Durchblutungsstörungen des Gehirns mit der Gefahr des Schlaganfalls.*
- *Durchblutungsstörungen der Extremitäten, insbesondere Beine (periphere arterielle Verschlusskrankheit = PAVK).*

Nebenwirkungen

Die häufigsten unerwünschten »Nebenwirkungen« beim Sport sind Unfälle und Verletzungen. Das Risiko lässt sich zwar durch entsprechende Vorkehrungen (Aufwärmen, begleitende Koordinationsschulung, Techniktraining, Ausrüstung etc.) reduzieren, aber nicht ausschließen. Das Verletzungspotenzial wird neben individuellem Fehlverhalten im Wesentlichen durch die Sportart bzw. Belastungsform bestimmt. Die gesundheitlich favorisierten Ausdauersportarten sind gut dosier- und kontrollierbar und bei richtiger Ausübung relativ wenig verletzungsträchtig. Ein Problem beim Radfahren oder

auch Inline-Skating liegt in der nicht sicher kalkulierbaren Unfallgefahr auf öffentlichen Straßen. Deshalb empfehlen wir auch konsequent Radwege (soweit vorhanden) oder besser noch für den öffentlichen Verkehr nicht zugelassene Wege mit dafür geeigneten Rädern zu benutzen und grundsätzlich einen Helm zu tragen.
Relativierend zu den Sportverletzungen ist anzumerken, dass die meisten Unfälle sich nicht beim Sport, sondern im häuslichen Umfeld ereignen. Viel häufiger als die sportlich aktiven Senioren sind es die untrainierten, die auf Grund fehlender Koordination und Kraft im Alltag ins Stolpern kommen und sich Sturzverletzungen zuziehen!
Für Schlagzeilen sorgt immer wieder der plötzliche Herztod beim Sport. In der Regel hatten die Betroffenen eine ihnen häufig nicht bekannte vorbestehende Herzerkrankung. Starke körperliche Anstrengung wie z.B. auch sportliche Betätigung kann dann ein erhebliches Risiko bedeuten. Diese zwar seltenen, aber schwerwiegenden Komplikationen unterstreichen die Bedeutung regelmäßger ärztlicher Vorsorgeuntersuchungen (vgl. S. 24).
Bei der Aufrechnung von positiven Wirkungen und negativen Nebenwirkungen ist gut belegt, dass die »Gesundheitssportarten« ein hervorragendes Nutzen-Risiko-Verhältnis aufweisen. In den nächsten Kapiteln und im praktischen Teil werden immer wieder Informationen einfließen, wie sich Nebenwirkungen minimieren lassen. Als Sporttreibender liegt es sowohl im Eigeninteresse als auch in der Eigenverantwortung, nicht leichtsinnig unnötige Gefahren zu provozieren. Als Gesundheitssportler sollte man sich von dem in Mode gekommenen Trend distanzieren, das Risiko im Sport zur eigentlichen Motivation zu erheben.

Indikationen und Kontraindikationen

Bei wem ist Sport aus gesundheitlicher Sicht sinnvoll (Indikationen)?
Bei welchen Vorerkrankungen darf kein Sport mehr betrieben werden (Kontraindikationen)?
Bei Gesunden ist die Antwort einfach: Jede und jeder sollte, wie mehrfach erwähnt, zur Vorbeugung von chronischen Erkrankungen insbesondere des Herz-Kreislauf-Systems und des Bewegungsapparats regelmäßig sportlich aktiv sein. Im Unterschied zu früher sprechen Ärzte auch bei chronisch Kranken heute nur selten ein Sportverbot aus. Bis vor wenigen Jahrzehnten bzw. Jahren hat man noch beispielsweise Patienten mit Herzkranzgefäß-Erkrankungen *(Koronare Herzkrankheit)* bzw. nach *Herzinfarkt* oder mit Herzschwäche (eingeschränkte Pumpleistung des Herzens = *Herzinsuffizienz*) körperliche Schonung verordnet. Heute weiß man, dass dies langfristig meist schädlich war und sich eine allerdings ärztlich sehr akkurat zu dosierende Bewegungstherapie positiv auswirkt.
Bei gesundheitlichen Problemen bzw. Vorerkrankungen ist die Entscheidung über die individuell zuträgliche Art und Weise von körperlicher bzw. sportlicher Aktivität nicht einfach und erfordert fachlichen Rat. Ein sportmedizinisch versierter Arzt wird auf der Basis der Diagnosen und Befunde den richtigen Weg finden. Pauschale Empfehlungen sind möglicherweise im Einzelfall gefährlich und deshalb an dieser Stelle nicht sinnvoll. Mit einer einfachen Ausnahme: Selbstverständlich sollte man bei akuten Infekten keinen Sport treiben. Der Körper braucht in dieser Phase Schonung, um seine Kraft auf die

Bekämpfung der durch Viren bzw. Bakterien ausgelösten Entzündung zu konzentrieren. Sport könnte aus einem ansonsten banalen Infekt eine bedrohliche Erkrankung machen.

Koronare Herzkrankheit

Die koronare Herzkrankheit (KHK) entsteht durch die starke Einengung einer oder mehrerer Stellen der Herzkranzgefäße. Da die Herzkranzgefäße (Koronararterien) die Aufgabe haben, den Herzmuskel mit Blut und damit Sauerstoff zu versorgen, entwickeln sich bei der koronaren Herzkrankheit »Erstickungszeichen« des Herzmuskels. Diese können sich manifestieren als Angina pectoris (Engegefühl und Schmerz im Brustbereich), Herzinfarkt oder plötzlicher Herztod. Der Herzinfarkt entsteht durch den kompletten Verschluss einer bestimmten Stelle eines Herzkranzgefäßes. Die Herzmuskelzellen, die zuvor von dem jetzt nicht mehr durchbluteten Anteil des Herzkranzgefäßes versorgt wurden, sterben ab.

Die medizinische Therapie zielt darauf ab, entweder die schlechte Sauerstoffversorgung zu verbessern und/oder den Sauerstoffverbrauch des Herzens zu drosseln. Zu unterscheiden sind chemisch-pharmakologische Maßnahmen (Medikamente wie Betablocker, Nitrate, ACE-Hemmer, Kalziumantagonisten oder – beim Infarkt – Enzyme zur Auflösung von Blutgerinnseln) sowie mechanisch-operative Verfahren (Ballondilatation – also Erweiterung der Engstelle mit Hilfe eines Katheters – oder Bypass-Operation – Umleitung der Engstelle durch ein eingesetztes Gefäßstück).

Dosierung und Steuerung

Zwei Fragen werden häufig gestellt:

1. Welche Dosis von Sport sollte ich mir gönnen, damit sich die erwünschten Anpassungen ausbilden können?
2. Wie kann ich die für mich richtige Intensität beim Sport finden und kontrollieren, damit der Gesundheitseffekt optimiert und Risiken minimiert werden?

Die erste Frage ist einfacher zu beantworten. 2- bis 3-mal in der Woche jeweils 20–30 Minuten, das entspricht dem Mindesteinsatz an sportlicher Zeit, den man investieren muss, um die beschriebenen Anpassungsvorgänge anlaufen zu lassen. Eine optimale Gesundheitswirkung und auch eine deutliche Steigerung der körperlichen Leistungsfähigkeit werden bei einer Dosis von 3- bis 5-mal pro Woche, jeweils 40–60 Minuten, realisiert. Dies entspricht übrigens nur einem Bruchteil der Zeit, die wir durchschnittlich pro Woche vor dem Fernseher verbringen, wobei sich Gymnastik oder auch ein Fahrradergometer-Training (Heimtrainer) und Fernsehen gut verbinden lassen. Selbstverständlich kann auch häu-

Aus organisatorischen Gründen hat sich folgendes Schema bewährt: 2–3-mal in der Woche jeweils 30–45 Minuten und am Wochenende eine längere Trainingseinheit von 60–90 Minuten. Weitere Tipps in Abhängigkeit von der Belastungsform und detaillierte Trainingspläne für Einsteiger finden sich in den entsprechenden Praxiskapiteln.

figer trainiert werden. Davon profitiert aber weniger die Gesundheit, sondern mehr die Fitness.
Schwieriger als das »Wie viel« und »Wie oft« ist die Festlegung der geeigneten Intensität (also z. B. beim Walking oder Jogging die »gesündeste« Geschwindigkeit). Um die Bedeutung dieses Aspekts nachvollziehen zu können, lohnt es einen etwas tieferen Blick in menschliche Zellen und deren Stoffwechsel zu riskieren.
Jede Form körperlicher oder sportlicher Betätigung setzt die Bereitstellung von Energie voraus. Diese Energie entsteht durch den chemischen Abbau von mit der Nahrung aufgenommenen Kraftstoffen, die sich in Kohlenhydrate, Fette und Eiweißstoffe unterteilen lassen.
Die größte Bedeutung haben dabei die Kohlenhydrate, die oft als das »Super-Benzin« unter den menschlichen Kraftstoffen bezeichnet werden (wertvolle Vertreter sind z. B. Brot, Kartoffeln, Nudeln, Reis; vgl. auch das Kapitel Ernährungstipps S. 27 ff.). Zwei wichtige und sehr unterschiedliche Wege der Energiegewinnung müssen differenziert werden (Abb. 3).

Die aerobe (sauerstoffabhängige) Energiebereitstellung

Wenn das Herz-Kreislauf-System über das Blut genügend Sauerstoff zur Deckung des muskulären Bedarfs liefern kann, steht diese Form der Energiebeschaffung im Vordergrund. Dabei werden die Kohlenhydrate über eine Vielzahl von Einzelschritten zu Kohlendioxid, Wasser und Energie in Form von so genanntem ATP (Adenosintriphosphat = energiereiche Phosphate) abgebaut. Kohlendioxid und Wasser sind den Organismus wenig belastende Endprodukte, so dass man von einem eleganten und »schadstofffreien« Verbrennungsvorgang sprechen kann.
Wenn die Belastungsintensität (d. h. beispielsweise beim Dauerlauf die Laufgeschwindigkeit) ein individuell vom Trainingszustand abhängiges Maß überschreitet, reicht der Sauerstoffnachschub für den aeroben Abbaumechanismus nicht mehr aus. Für diesen Fall haben unsere Zellen eine zweite Möglichkeit, um sehr rasch und ohne Sauerstoff (anaerob) Energie zu besorgen.

Aerobe und anaerobe Energiegewinnung

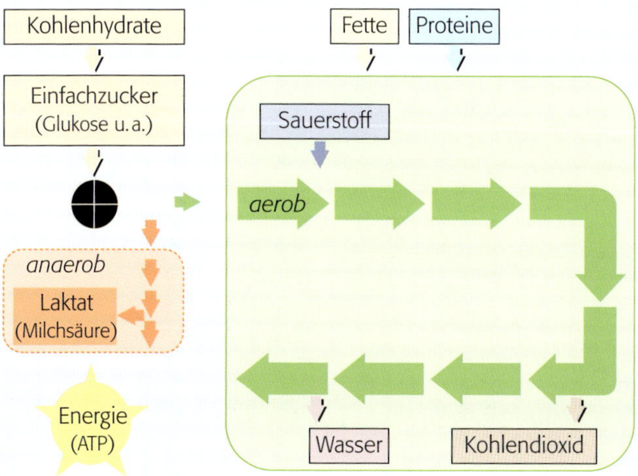

Abb. 3

Die anaerobe Energiebereitstellung

Diese schnelle, sauerstoffunabhängige Abkürzung auf dem Weg zur Energie hat den Nachteil, dass als »Abfallprodukt« Laktat (Milchsäure) anfällt. Laktat führt zu einer zunehmenden Übersäuerung der Muskulatur, die als unangenehm empfunden wird und in höheren Konzentrationen die Muskelfunktion hemmt. Ein weiterer gesundheitlicher Nachteil ist die rasche und hohe Ausschüttung von Stresshormonen. Die anaerobe Energiebereitstellung ist vor allem für kürzere, sehr intensive Beanspruchungen im Leistungs- oder auch Freizeitsport (z.B. leichtathletischer 100-, 200- oder 400-m-Lauf) von Bedeutung.

Energiestoffwechsel bei Bewegung und Sport

Aerobe und anaerobe Stoffwechselwege werden zwar gleichzeitig genutzt, aber je nach Belastungsintensität mit unterschiedlicher Gewichtung. Wie in Abbildung 3 auf S. 15 ersichtlich, gibt es zunächst eine gemeinsame Wegstrecke. An der anschließenden »Weggabelung« wird dann je nach Erfordernissen der weitere Abbau stärker in die eine oder andere Richtung gelenkt.

Die Kunst des Gesundheitssportlers ist es, sich möglichst oft auf der »grünen Allee« der Energiebereitstellung, also im aeroben Bereich zu bewegen. Die Belohnung ist eine optimale Sogwirkung von Sauerstoff in die Zellen.

Nach diesem Ausflug in die Stoffwechselvorgänge lässt sich die wichtige Frage nach der richtigen Intensität klarer beantworten. Viele Untersuchungen haben nachgewiesen, dass ein aus gesundheitlicher Sicht günstiger aerober Bereich bei etwa 55–70% der maximalen Leistungsfähigkeit liegt. Diese Intensität wird bei etwa 75–85% der maximalen Herzfrequenz (Puls) erreicht. Der maximal mögliche Puls bei einer bestimmten Belastungsform (z.B. Laufen) hängt bei Gesunden im Wesentlichen vom Alter ab. Auf der Basis einer Vielzahl von Daten hat man deshalb folgende Gleichung für die Berechnung des durchschnittlichen Maximalpulses (Herzschläge pro Minute) beim Laufen aufgestellt:

Maximale Herzfrequenz beim Laufen =
220 minus Lebensalter (in Jahren)

Wenn sich also eine 50-jährige gesunde Person beim Laufen bis zur Erschöpfung belastet, kann ein Puls von ca. 170/min erwartet werden. Ausgehend von der Maximalleistung lässt sich zur Ansteuerung der oberen Begrenzung des aeroben Bereiches (etwa 85% der maximalen Herzfrequenz) folgende Faustformel für die Herzfrequenzvorgabe beim Ausdauertraining ableiten:

Trainingsherzfrequenz beim Laufen = 200 minus Lebensalter (in Jahren)

Dieses Vorgehen lässt sich auch auf andere Belastungsformen wie Walking, Radfahren oder Schwimmen übertragen. Allerdings muss man wissen, dass die maximal erreichbare Herzfrequenz und damit auch der davon abgeleitete Trainingspuls abhängig ist von der eingesetzten Muskelmasse (je mehr, desto höher). Beim Radfahren, Walking oder Schwimmen ist sie deshalb niedriger im Vergleich zum Laufen. Daraus ergeben sich folgende einfache Faustformeln für gängige Belastungsformen:

Herzfrequenzvorgaben durch Faustformeln (Herzschläge/min) beim Ausdauertraining:

Laufen	200 minus Lebensalter
Walking	185 minus Lebensalter
Radfahren	180 minus Lebensalter
Schwimmen	170 minus Lebensalter

Sowohl die Erfahrung als auch wissenschaftliche Studien haben gezeigt, dass die alleinige subjektive Einschätzung seitens des Sportlers häufig zu einer Fehlbelastung führt. Der Einsatz einer einfachen objektiven Kontrollgröße ist deshalb hilfreich. Die Herzfrequenz ist

Bitte beachten Sie Folgendes bei den Faustformeln:

1. Diese Formeln berechnen die obere Grenze des »gesunden« aeroben Bereichs. In der Praxis sollte man als Gesundheitssportler zumindest am Anfang etwa 10 Herzschläge pro Minute als Sicherheitspolster unter den Werten der Faustformeln bleiben.
2. Der Puls wird in der Regel unmittelbar nach dem Training gemessen. Dabei ist zu beachten, dass die Herzfrequenz nach Belastungsabbruch rasch absinkt. Deshalb werden die Schläge nur 10 Sekunden lang gezählt und mit 6 multipliziert. Daraus resultiert dann die Herzfrequenz pro Minute. Aber bereits in den ersten 10 Sekunden nach Belastung liegt die Herzfrequenz in der Regel schon ca. 10 Schläge/min niedriger als in der unmittelbar zuvor durchgeführten Belastungsphase. Diese Anzahl muss also hinzugerechnet werden, um den realen Belastungspuls zu erhalten. Zur Vermeidung dieses Problems haben sich so genannte Pulsuhren bewährt, die über einen Brustgurt (Sender) die aktuelle Herzfrequenz auf eine Armbanduhr (Empfänger) funken. Diese mittlerweile sehr preisgünstigen Pulsmessgeräte können deshalb auch während der Belastung die Herzfrequenz exakt kontrollieren (Ausnahme: nur eingeschränkt einsetzbar bei Herzpatienten mit schwerwiegenden Herzrhythmusstörungen; im Zweifel den Arzt fragen).
3. Der Umgang mit diesen Faustformeln klingt zunächst einfach. Man sollte sich aber stets vor Augen führen, dass es sich bei diesen Werten um Durchschnittsgrößen handelt, die zwar erfahrungsgemäß häufig auch individuell gut »passen«, im Einzelfall aber auch zu hoch oder zu niedrig sein können. Im Praxisteil werden deshalb einige Tipps vermittelt, wie man ausgehend von den Faustformeln eine »Feinjustierung« zur Bestimmung seiner individuellen Trainingsherzfrequenz vornehmen kann.
4. Die Faustformeln gelten nur für Personen mit gesundem Herz-Kreislauf. Bei Herzerkrankungen wird der Trainingspuls nicht durch die Faustformel, sondern anhand von Beschwerden und Belastbarkeit auf der Basis einer ärztlichen Untersuchung mit Belastungs-EKG festgelegt. Der Trainingspuls beispielsweise von Koronarpatienten wird deshalb meist deutlich niedriger liegen, als es die Faustformeln beschreiben. Zusätzlich ist zu berücksichtigen, dass Herz-Kreislauf-Patienten häufig Medikamente einnehmen, die den Puls in Ruhe und während Belastung bremsen (insbesondere so genannte Beta-Blocker und manche Kalzium-Antagonisten, vgl. S. 27).

vergleichbar mit einem Drehzahlmesser, mit dem sich Intensitäts- bzw. Geschwindigkeitsbereiche ansteuern und überprüfen lassen. Sie bietet den Vorteil, dass sie über den Arterienpuls sehr einfach von außen »abgreifbar« ist. Die Arterien sind Blutgefäße, in die das Herz bei jedem Herzschlag sauerstoffreiches Blut hineinpumpt. Dadurch dehnen sie sich synchron zur Herzaktion. An Körperstellen, an denen Arterien dicht unter der Haut verlaufen, lässt sich dieses Pulsieren gut ertasten (manchmal sogar mit bloßem Auge erkennen) und dadurch die Herzfrequenz abzählen. Gut zu fühlen sind die so genannte Speichenarterie am Handgelenk oder die Halsschlagader am seitlichen Halsbereich.

So nützlich die Pulskontrolle ist, so falsch wäre es, sich immer zum »Sklaven« seiner Herzfrequenz zu machen. Gerade durch den Sport entwickelt sich das Gespür für rückmeldende Signale des Körpers, die bei der Belastungsgestaltung nicht ignoriert werden sollten. Es wird in der Praxis immer wieder Tage geben, an denen man sich weniger gut in Form fühlt und die gewohnte sportliche Betätigung subjektiv schwerer fällt. Dann sollte man sich nicht starr an seiner üblichen Herzfrequenz orientieren, sondern ganz bewusst diese Signale wahrnehmen und entsprechend lockerer trainieren (z. B. beim Laufen Puls 15–20 Schläge/min niedriger als normalerweise). Auf diese Art wird der Sport an diesen Tagen als hervorragende aktive Regenerationsmaßnahme genutzt. Sollte man sich allerdings nicht nur im Sinne einer Tageskrise, sondern regelmäßig im Training schlechter belastbar fühlen, ist sicherheitshalber zum Ausschluss eines gesundheitlichen Problems eine ärztliche Untersuchung angezeigt.

Pulsmessung am Handgelenk

Die Messung wird am besten mit der linken Hand am rechten Handgelenk durchgeführt. Beim Blick auf die Handinnenfläche der rechten Hand legt man am daumenseitigen Rand der Handgelenksfurche zwischen Unterarm und Hand den Mittel- und Zeigefinger der linken Hand auf. Wenn man vom tastbaren knöchernen Außenrand des Unterarms etwa 1–1$\frac{1}{2}$ Zentimeter mit beiden Fingern in Richtung Handgelenksmitte »wandert«, kommt man automatisch zu einer kleinen Vertiefung, in der man dann insbesondere mit der Zeigefingerspitze den Puls gut tasten kann. Manchmal muss man sich 1–2 Zentimeter in Richtung Ellenbogen orientieren, um die beste Taststelle zu finden. Bei dieser Methode blickt man automatisch auf die am linken Unterarm befindliche Uhr, so dass man die Sekunden mitzählen kann (Abb. 4).

Abb. 4

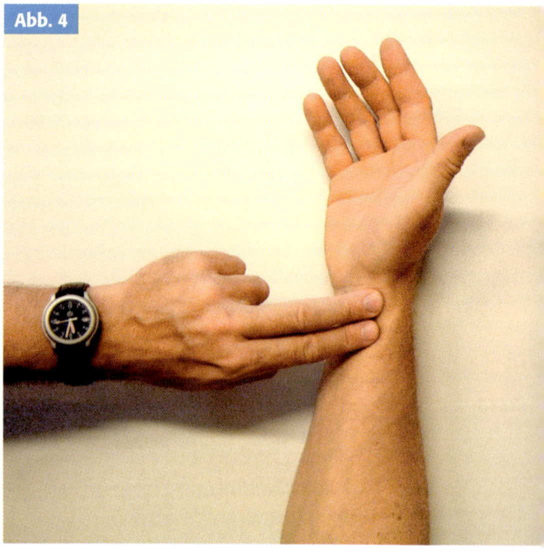

Pulsmessung am Handgelenk

Pulsmessung an der Halsschlagader

Die beiden Halsschlagadern verlaufen beim Menschen beidseits von Luftröhre und Kehlkopf. Bei der Pulsmessung (Fingerspitzen von Zeigefinger und Mittelfinger der rechten Hand an der linken Halsseite) orientiert man sich am oberen Rand des Kehlkopfknorpels; von dort »wandert« man nach außen und kann dann am seitlichen Hals den Puls gut tasten. Dabei darauf achten, nicht mit dem Daumen der gleichen Hand auf der gegenüberliegenden Halsseite zu drücken. Immer nur einseitig und »gefühlvoll« den Puls tasten, da man bei beidseitigem Druck den empfindlichen Blutstrom zum Kopf einengen oder irritieren würde.

Mit Ausdauer dauerhaft gesünder

Nach den vorangegangenen Ausführungen ist es einleuchtend, dass das Training der allgemeinen Ausdauer im Mittelpunkt von gesundheitssportlicher Betätigung zur Prävention internistischer Erkrankungen steht.
Auf der Stoffwechselebene bedeutet das, die Kapazität der aeroben Energiebereitstellung zu verbessern, also einen möglichst großen Anteil des Energieflusses über die »grüne Allee« laufen zu lassen.
Bei einem Ausdauertraining (z.B. Dauerlauf oder Jogging) wird nach einer kurzen Warmlaufphase die Energie überwiegend aerob bereitgestellt.

Eignung verschiedener Sportarten und Belastungsformen für ein präventives Training von gesunden Personen.

besonders geeignet	eingeschränkt geeignet	bedingt geeignet
Ausdauer-Sportarten	**Intervallförmige Sportarten und Belastungsformen**	**Schnelligkeits-/Kraftdisziplinen mit geringem Ausdaueranteil**
▶ Laufen ▶ Walking ▶ Radfahren Heimtrainer ▶ Schwimmen ▶ Bergwandern ▶ Rudern ▶ Inline-Skating	▶ Mannschaftsspiele: Fußball, Handball, Basketball, Hockey ▶ Rückschlagspiele: Tennis, Squash, Badminton ▶ Kraft-Ausdauer-Zirkel ▶ Konditionsgymnastik ▶ Spinning ▶ Tanzsport	▶ Sprinten ▶ (Maximal-)Krafttraining, Schnellkraft- und Maximalkraftübungen mit hoher Intensität ▶ Turnen ▶ Klettern ▶ Ringen ▶ Ski alpin ▶ Windsurfen ▶ Volleyball ▶ Tischtennis ▶ Reiten **Sportarten mit geringer physischer Beanspruchung** ▶ Kegeln/Bowling ▶ Golf ▶ Schießen

Eingeschränkt geeignet bedeutet: teilweise abhängig von individuellen Fertigkeiten, Alter und Ausführung.
Bedingt geeignet bedeutet: nur als Ergänzung oder Ausgleich.

Gleichzeitig wird die anaerobe Abkürzung so mitgenutzt, dass nur geringe Mengen an Laktat gebildet werden. Dieses Laktat wird aber sofort aus der Muskulatur über das Blut abtransportiert und in verschiedenen Organen verwertet (z.B. im Herzen als Brennstoff oder in der Leber zum Neuaufbau von Kohlenhydraten). Es stellt sich ein Gleichgewicht zwischen Laktatanfall sowie Ausschleusung und Verwertung ein, so dass ein konstant niedriges Milchsäureniveau gewährleistet ist. Wird zu intensiv trainiert (z.B. zu hohe Laufgeschwindigkeit), können der Abtransport und die Verwertung von Laktat mit der zwangsläufig zunehmenden Laktatbildung nicht mehr Schritt halten. Die Laktatkonzentration steigt dann stetig an, das Training wird zunehmend »ungesünder«.

Auch körperliche Aktivierung, z.B. durch Hausarbeit, Gartenarbeit oder Treppensteigen, sind sinnvolle Gegenspieler zu einem ansonsten oft statischen, sitzenden Alltagstrott. Aber weder die gesundheitlichen Aspekte noch die Auswirkungen auf die körperliche Fitness sind vergleichbar mit einem regelmäßigen Ausdauertraining. Insbesondere ist der Sauerstoffsog in die Zellen viel geringer im Vergleich zu einem kontinuierlichen Ausdauertraining mit mittlerer Intensität. Um es mit einem technischen Vergleich zu erklären: Das Ausdauertraining ähnelt der ruhigen Überlandfahrt mit dem Auto im mittleren Drehzahlbereich; Treppensteigen, Hausarbeit entsprechen mehr dem Berufsverkehr mit »Stop and Go«.

Ausdauertraining kann natürliche Schutzmechanismen gegen Herz-Kreislauf-Erkrankungen in Gang setzen. Schon nach wenigen Trainingswochen ist eine Verbesserung der Herz-Kreislauf-Arbeit und des Stoffwechsels zu beobachten. Das trainierte Herz schaltet auf eine wirtschaftlichere Arbeitsweise um und muss für die gleiche Leistung weniger oft schlagen. Diese Ökonomisierung macht sich sowohl in Ruhe als auch bei körperlichen Alltagsbelastungen (wie Treppensteigen) bemerkbar und führt zu einer Sauerstoffeinsparung. Gleichzeitig wird der Körper mit weniger Stresshormonen wie Adrenalin überflutet, die ein »träges« Herz bereits bei geringer Beanspruchung antreiben müssen. Richtig dosiertes Ausdauertraining führt also zu einer dauerhaften Entlastung des Herzens. Parallel dazu wird die Energieausnutzung in der Muskulatur verbessert, so dass beim Abbau von Kohlenhydraten und Fetten weniger Abfallprodukte in Form von Laktat anfallen.
Ein weiterer wichtiger Punkt ist die Beeinflussung von so genannten Risikofaktoren, denen wir uns im nächsten Kapitel genauer widmen wollen.

Abb. 5

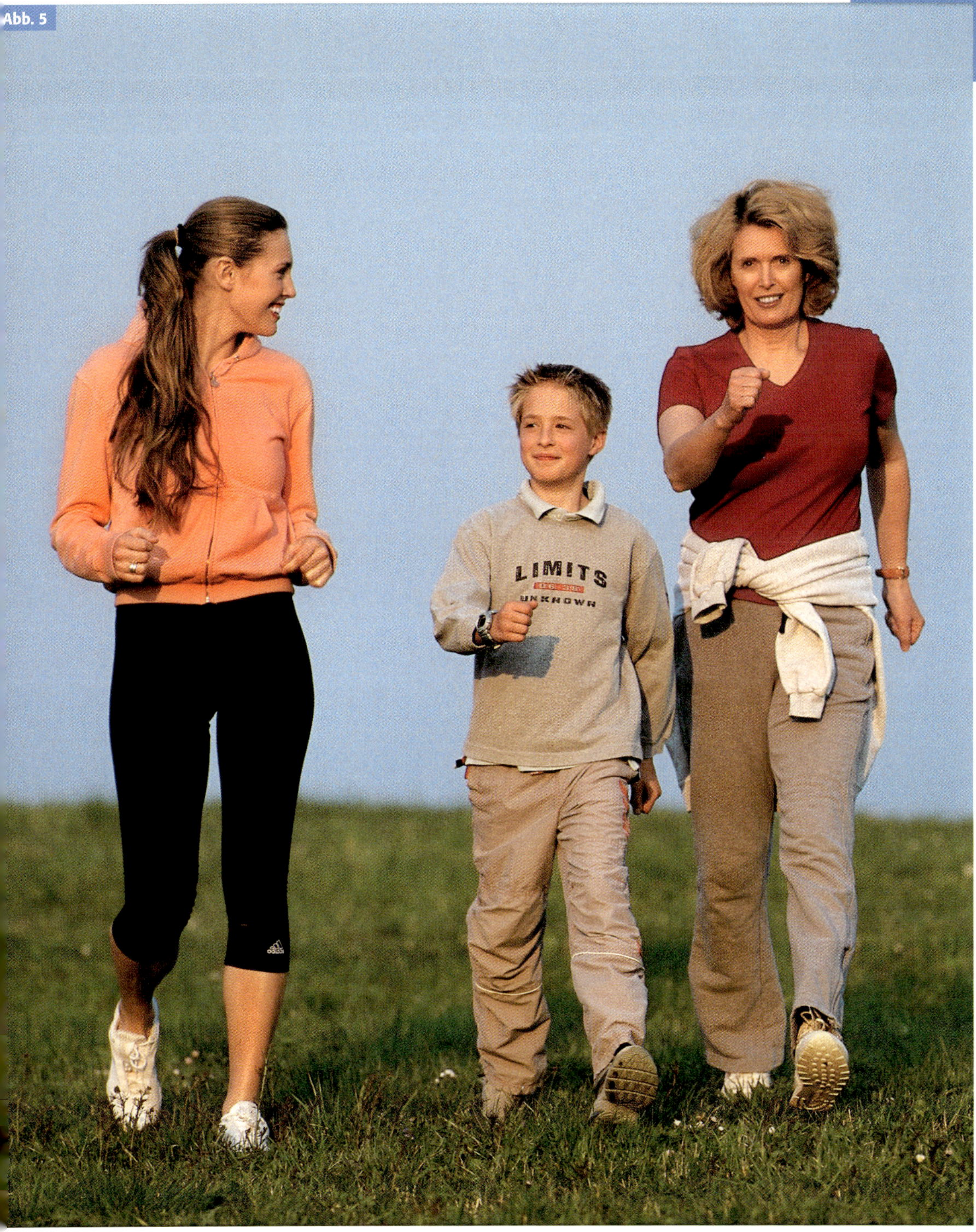

Sportmedizinisches Warm-up: individuelle medizinische Vorbereitung

Risikofaktoren

Unter Risikofaktoren versteht man genetische Eigenschaften oder erworbene Verhaltensweisen (Lebensstil), die die Möglichkeit des vorzeitigen Auftretens bestimmter Erkrankungen erhöhen.
Eine Vielzahl von wissenschaftlichen Studien hat gezeigt, dass bestimmte Veranlagungen und Verhaltensweisen häufiger zu Arteriosklerose und in der Folge zu Herz-Kreislauf-Erkrankungen führen (so genannte kardiovaskuläre Risikofaktoren, s. Abb. 6).
Man unterscheidet nicht beeinflussbare und beeinflussbare Risikofaktoren. Bei ersteren meint »familiäre Disposition« das gehäufte oder frühzeitige (vor dem 60. Lebensjahr) Auftreten von Herz-Kreislauf-Krankheiten bei Eltern, Großeltern oder Geschwistern. Das männliche Geschlecht ist insofern ein Risikofaktor, weil es bei Männern im Vergleich zu Frauen zwar insgesamt nicht häufiger, aber in jüngerem Alter (insbesondere zwischen dem 45. und 60. Lebensjahr) vermehrt zu Herz-Kreislauf-Problemen kommt.
Von besonderem Interesse sind die beeinflussbaren Risikofaktoren, weil man sie »manipulieren« kann und sie sich wechselseitig positiv beeinflussen können (so wird der Blutdruck durch Gewichtsabnahme gesenkt). Die wirksamste Strategie besteht darin, den Risikofaktor Bewegungsmangel als gefährlichen Ballast über Bord zu wer-

Gesundheitssport als Schutzfaktor und Risikofaktoren für vorzeitige Herz-Kreislauf-Erkrankungen

Abb. 6

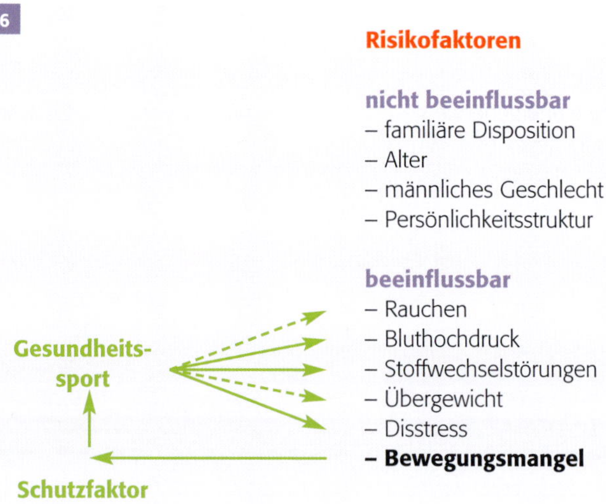

Mehrere Millionen Menschen sterben jährlich weltweit an den Folgen ihrer körperlichen Inaktivität, so lautet die nüchterne Bilanz der Weltgesundheitsorganisation. Wird der Bewegungsmangel durch sportliche Aktivität ersetzt, leistet man einen wichtigen aktiven Beitrag zur Entschärfung der in Abbildung 6 dargestellten Risikofaktoren, vor allem Bluthochdruck (Hypertonie), Fett- und Zuckerstoffwechselstörungen (erhöhtes Cholesterin und erhöhter Blutzucker) und Disstress (negativ empfundener Stress mit Überforderungs- oder Angstgefühlen).

fen und mit dem umfassenden Schutzfaktor Gesundheitssport in Fahrt zu kommen.

Auch bei einer notwendigen medikamentösen Therapie lässt sich durch Sport oft die Medikamentendosis reduzieren oder Präparate einsparen. Bei ausgeprägtem Übergewicht (Adipositas) ist Sport als Begleitmaßnahme zu einer zunächst notwendigen Ernährungsumstellung zu sehen.

Übrigens haben Studien gezeigt, dass durch sportliche Betätigung und durch das damit häufig einhergehende gesteigerte Gesundheitsbewusstsein auch indirekt Nikotinkonsum und Ernährungsfehler günstig beeinflusst werden können.

Normwerte

Bei der Bewertung von Risikofaktoren werden immer noch zu häufig Einzelwerte ins Visier genommen. Ein bestimmter Wert (z. B. Cholesterin 220 mg/dl) lässt sich isoliert nur sehr eingeschränkt beurteilen. Man sollte sich der einfachen Überlegung bewusst sein, dass dieser Laborbefund stets im Zusammenhang mit der Person betrachtet werden muss. Ein Risikofaktor kann nämlich bei gleichem Zahlenwert seine Bedeutung in Abhängigkeit von der Gesamtperson erheblich verändern. Liegen beispielsweise noch weitere Risikofaktoren vor, ist zu bedenken, dass diese sich nicht addieren, sondern durch wechselseitiges »Aufschaukeln« mathematisch eher multiplizieren (gleichzeitiges Vorkommen von zwei Risikofaktoren erhöht das Risiko nicht auf das Doppelte, sondern auf das Drei- oder Vierfache). In diese Rechnung fließen auch die nicht beeinflussbaren Risikofaktoren wie Alter, familiäre Vorgeschichte oder auch männliches Geschlecht ein. Bei Männern sind erhöhte Cholesterinwerte deshalb in der Regel eher zu behandeln, zumal wenn in der Familie frühzeitige Herz-Kreislauf-Erkrankungen bekannt sind.

Aber selbst bei der isolierten Betrachtung einzelner Risikofaktoren können die reinen Zahlenwerte trügerisch sein. Beim Cholesterin z. B. kommt eine manchmal ebenfalls nicht beachtete Besonderheit hinzu. Das zunächst üblicherweise bestimmte Gesamtcholesterin besteht zum Großteil aus zwei Gegenspielern, dem HDL-Cholesterin und dem LDL-Cholesterin. Letzteres verstärkt in hoher Konzentration die Arteriosklerose, während das HDL-Cholesterin eine gefäßschützende Funktion hat. So kann ein Cholesterinwert von 240 mg/dl bei sehr hohem HDL-Anteil (z. B. 70 mg/dl) und relativ niedrigem LDL-Anteil (z. B. 120 mg/dl) günstiger sein als ein Cholesterinwert von 210 mg/dl (mit relativ niedrigem HDL-Anteil von beispielsweise 35 mg/dl und höherem LDL-Anteil von beispielsweise 135 mg/dl).

Bei der zunächst einfach erscheinenden Interpretation von Blutdruckwerten gibt es durchaus auch Fallstricke. Einzelne, erhöhte Werte werden manchmal überschätzt. Für die Gefäße ist letztlich das Blutdruckprofil über eine längere Zeit entscheidend. Deswegen sollte man insbesondere bei leicht erhöhten Werten über mehrere Wochen regelmäßig messen (in Ruhe und eventuell auch bei Belastung) oder eine Langzeit-Blutdruckmessung mit speziellen automatischen Messgeräten beim Arzt durchführen lassen. Nur auf einer breiten Entscheidungsgrundlage kann die Notwendigkeit einer medikamentösen Therapie (die abgesehen von Kosten auch Nebenwirkungen verursachen kann) zuverlässig im Sinne des Patienten beurteilt werden.

Insgesamt sind für Risikofaktoren aufgestellte allgemeine Grenzwerte von Laien schwierig zu interpretieren. Deshalb sollte ein Arzt zu Rate gezogen werden, der die Zahlenwerte richtig ins Gesamtbild der Person einordnen kann.
Kurzsichtig wäre es übrigens auch zu glauben, dass beim Nichtvorhandensein von manifesten Risikofaktoren körperliche Aktivität weniger wichtig oder gar überflüssig sei. Jeder trägt in sich neben den genannten klassischen Risikofaktoren eine große Anzahl von weiteren Risiken, die medizinisch nicht exakt oder nur mit großem Aufwand messbar sind und den Einsatz von Schutzfaktoren wie Gesundheitssport sinnvoll machen. Erinnert sei zudem an die bereits beschriebenen vielfältigen sonstigen positiven Wirkungen von sportlicher Betätigung.
Eine orientierende Abschätzung des individuellen Risikoprofils lässt sich anhand des Fragenkatalogs S. 30 vornehmen.

Ärztliche Untersuchung und Beratung

Analog zum Sport muss auch bei den anzuratenden medizinischen Voruntersuchungen zwischen Patienten mit bestehenden Herz-Kreislauf-Erkrankungen und Gesunden abgestuft differenziert werden. Eine Überlastung mit Überschreiten der adäquaten Trainingsherzfrequenz würde bei Gesunden zwar keine optimale Gesundheitswirkung, aber in der Regel auch kein unmittelbares Risiko bedeuten, während bei Erkrankten daraus eine akute Gefährdung entstehen kann.

Vorsorgeuntersuchung bei Herz-Kreislauf-Gesunden

Empfehlungen zu sportärztlichen Vorsorgeuntersuchungen sind in der Tabelle auf S. 25 oben zusammengefasst. Neben dem Erkennen möglicher,

Achtung!
Bei Beschwerden und Vorerkrankungen am Herz-Kreislauf-System oder bei schwerwiegenden Herz-Kreislauf-Erkrankungen von Eltern, Geschwistern oder Kindern vor dem 40. Lebensjahr ist grundsätzlich (unabhängig vom Alter) eine ärztliche Konsultation vor einer gesundheitssportlichen Betätigung angezeigt. Vom Arzt wird im Einzelfall über Inhalt und Umfang der erforderlichen Untersuchungen entschieden und eine sportmedizinische Beratung durchgeführt.

Orientierende Empfehlungen für sportärztliche Vorsorgeuntersuchungen bei Gesunden vor Aufnahme einer gesundheitssportlichen Betätigung.

Gesund, keine Beschwerden	Jünger als 35 Jahre (J)		Männer 35–45 J Frauen 35–50 J		Männer über 45 J Frauen über 50 J
Anzahl der Risikofaktoren (Rf)	**0–2 Rf**	**Mehr als 2 Rf**	**0–1 Rf**	**Mehr als 1 Rf**	**Unabhängig von möglichen RF**
Keine Untersuchung	x				
Vorgeschichte + körperl. Untersuchung		x	x	x	x
Labor (Blut/Urin)		(x)	x	x	x
Belastungs-EKG (Ergometrie)		(x)	(x)	x	x
Untersuchungsintervalle		3–5 Jahre	2–3 Jahre	2 Jahre	1–2 Jahre

x = empfohlen (x) = bei Auffälligkeiten empfohlen

versteckter Risiken steht die sportärztliche Beratung im Vordergrund (individuelle Belastungsdosierung, Berücksichtigung medizinischer Kriterien beispielsweise bei der Auswahl geeigneter Bewegungsformen etc.). Sportärztliche Vorsorgeuntersuchungen sind nicht im Leistungskatalog der gesetzlichen Krankenkassen enthalten. Sie werden aber auf Anfrage manchmal von den Kassen bezuschusst, schließlich sind gesundheitssportlich Aktive langfristig weniger krank und damit »kostengünstigere« Mitglieder.

Unabhängig von der sportlichen Betätigung wird von den gesetzlichen Krankenkassen für Frauen und Männer ab dem 35. Lebensjahr in zweijährigen Abständen ein so genannter Check-up 35 empfohlen und finanziert.

Der Check-up enthält zwar viele Elemente einer sportärztlichen Vorsorgeuntersuchung, es fehlt aber die insbesondere für Ältere diagnostisch wichtige *Ergometrie* mit Belastungs-EKG (sozusagen die Simulation des

»Check-up 35« (Gesundheitsuntersuchung)

Untersuchungsinhalte:
- Erfragung der persönlichen und familiären Krankheitsvorgeschichte
- Körperliche Untersuchung *
- Blutentnahme und Urinuntersuchung (insbesondere mit Bestimmung der Risikofaktoren)
- Evtl. Ruhe-EKG

Beratung bzw. Maßnahmen in Abhängigkeit von den Befunden:
- Ernährungsberatung
- Nikotinentwöhnung
- Bewegungstraining
- Entspannungstechniken
- Neu verordnete medikamentöse Therapie

** Körperliche Untersuchung*
- ✔ Größe
- ✔ Gewicht
- ✔ Body-Mass-Index (BMI; vgl. S. 31)
- ✔ Ruhe-Blutdruck beidseits
- ✔ Untersuchung von Herz und Gefäßen (Herzauskultation mit dem Stethoskop, Auskultation von möglichen Gefäßgeräuschen über der Halsschlagader, Tasten der Fußpulse)
- ✔ Lungenauskultation
- ✔ Bewegungsapparat (Wirbelsäule, Hüft-, Knie-, Sprunggelenke, Achsenfehlstellungen der Beine, Beinlängendifferenzen, Dehnzustand bzw. Dysbalancen der Muskulatur; Reflexe)

Sports unter kontrollierten Laborbedingungen). Eine beginnende Durchblutungsstörung des Herzens gibt sich naturgemäß oft nicht in Ruhe, sondern erst bei Belastung zu erkennen! Sportmedizinisch interessierte Ärzte bieten diese Untersuchung (auf Wunsch auch mit einer Leistungsdiagnostik) als individuelle Gesundheitsleistung (IGeL) zu fairen Kosten an (meist deutlich günstiger als eine Auto-Inspektion!).
Es liegt im Ermessen des Arztes, im Einzelfall über eine sinnvolle Erweiterung des Untersuchungsumfanges zu entscheiden. Auffälligkeiten der erhobenen Befunde erfordern eine weitere Abklärung, die dann aber in der Regel von den Krankenkassen übernommen wird.

Nachsorgeuntersuchung bei Herz-Kreislauf-Patienten

Akute körperliche Belastung kann für ein krankes Herz zunächst ein zusätzliches Risiko bedeuten, da der Sauerstoffbedarf ansteigt. Regelmäßige, auf die Belastbarkeit maßgeschneiderte körperliche Aktivität kann ein krankes Herz durch die beschriebenen Ökonomisierungseffekte entlasten. Um das Risiko zu minimieren und den Nutzen zu optimieren, sind ärztliche Untersuchungen unerlässlich. Dadurch können anhand der Belastbarkeit Bewegungsform und Dosierung gestaltet werden. Dabei werden auch die wenigen Risikopatienten erkannt, für die der Sport nicht geeignet ist. Neben der Vorgeschichte, aktuellen Beschwerden (sowohl bezogen auf Herz-Kreislauf als auch z. B. Bewegungsapparat) und körperlichem Befund sind die in der unten stehenden Tabelle angeführten Untersuchungen wegweisend, um Intensitätsvorgaben für Bewegung und Training festzulegen.
Herzpatienten sollten sich nach Rücksprache mit ihrem Arzt einer Herzsportgruppe anschließen. Dort wird unter der Leitung qualifizierter Übungsleiter und Ärzte der sichere Einstieg in dosierte körperliche Belastung erlernt und die Kompetenz für ein selbstständiges, ergänzendes Training vermittelt. Für Patienten mit internistischen Erkrankungen gibt es analog zu den seit 30 Jahren bewährten Herzsportgruppen auch Trainingsgruppen unter anderem mit den Schwerpunkten periphere arterielle Verschlusskrankheit, Durchblutungsstörungen des Gehirns, chronische Lungen- und Bronchialerkrankungen sowie Krebsnachsorge. Genaue Informationen und Adressen erhalten Sie bei den Landessportbünden der einzelnen Bundesländer und auf Seite 95.

Apparativ-technische Basisinhalte der medizinischen Untersuchung von Herzpatienten. Routinemäßige Kontrolluntersuchungen sollten mindestens einmal jährlich erfolgen.

Ruhe- und Belastungs-EKG (Ergometrie) ggf. Langzeit-EKG und Langzeit-Blutdruckmessung	Herz-Ultraschalluntersuchung (Echokardiographie) ggf. auch bei Belastung (Stressechokardiographie)
▶ Beurteilung der Leistungsfähigkeit (symptomlimitierte Belastbarkeit) ▶ Erkennen von Risiken (z. B. Rhythmusstörungen, Blutdruckverhalten) ▶ Ermittlung der individuellen Trainingsherz-Frequenz (unter Berücksichtigung der Medikation)	▶ Beurteilung der Pumpleistung des Herzmuskels (Wandbewegungsstörungen, Infarktnarbe) ▶ Bestimmung der Herzgröße bzw. Ausmaß einer evtl. krankhaften Vergrößerung der Herzhöhlen oder Verdickung der Herzwände ▶ Erkennen von Herzklappenfehlfunktionen

Ergometrie

Dosierte körperliche Belastung unter standardisierten Bedingungen (meist auf einem Fahrradergometer) mit Kontrolle von Elektrokardiogramm (EKG), Herzfrequenz und Blutdruck wird als Ergometrie bezeichnet. Primär dient sie der Gesundheitsbeurteilung des Herz-Kreislauf-Systems. Zusätzlich ermöglicht die Ergometrie Rückschlüsse auf die Leistungsfähigkeit und das Herzfrequenzprofil einschließlich Maximalpuls bei Belastung.
Beginnend mit einer niedrigen Intensität (z. B. 50 Watt auf dem Fahrradergometer) wird die Belastung in mehrminütigen Abständen um einen festgelegten Wert (z. B. 25 oder 50 Watt) bis zur subjektiven Erschöpfung oder bis zum Auftreten medizinisch begründeter Abbruchkriterien gesteigert.

Abb. 7

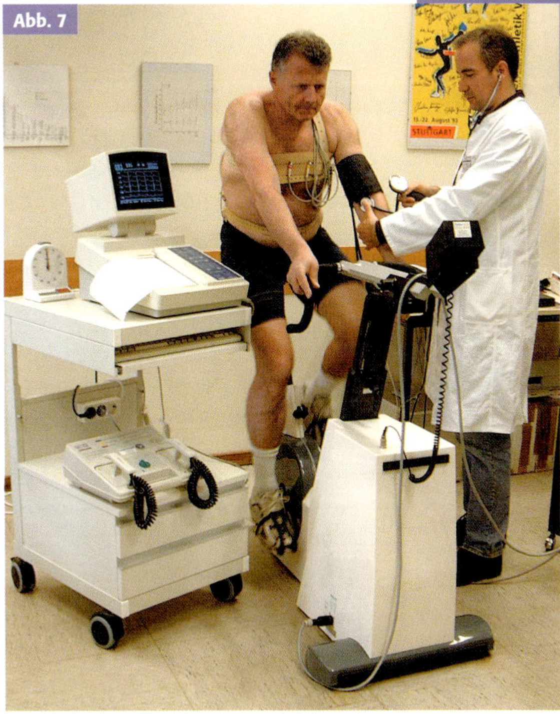

Fahrradergometrie

Medikamente und Sport

Die Einnahme von Medikamenten und die gleichzeitige sportliche Betätigung vertragen sich in aller Regel problemlos. Eine erwähnenswerte Einschränkung betrifft so genannte Blutverdünnungsmittel, die eine Herabsetzung der Blutgerinnung bewirken. Bei dieser Medikation sind Sportarten mit erhöhter Verletzungsgefahr insbesondere durch Körperkontakt (z. B. Fußball, Handball) oder Stürze zu meiden, weil bereits kleinere Verletzungen zu größeren Blutungen, Blutergüssen und Komplikationen führen können.
Wie bereits erwähnt, drosseln die bei Herzerkrankungen häufig eingesetzten Betablocker und manche Kalzium-Antagonisten die Herzfrequenz in Ruhe, aber insbesondere auch bei körperlicher Belastung, so dass bei diesen Patienten niedrigere Trainingsherzfrequenzen (etwa 10–20 % niedriger) zu berücksichtigen sind.

Ernährungstipps

Der gesunde Energieumsatz durch Sport sollte naturgemäß auch durch die Aufnahme gesunder Energieträger in der Ernährung ergänzt werden. Einen sauber arbeitenden, umweltfreundlichen Motor wird man nicht mit minderwertigem Kraftstoff füttern!
Wie beim Sport sollte man auch bei der Ernährung individuell denken. Identische Lebensmittel in vergleichbarer

Menge können mittelfristig aufgrund unterschiedlicher Stoffwechselverhältnisse bei einer Person zur Überlastung (z.B. mit Gewichtszunahme oder Zucker- bzw. Fettstoffwechselstörung) führen, von einer anderen Person jedoch ohne Probleme verdaut werden. Es gibt Menschen, die zur Vermeidung von Gewichtsproblemen beispielsweise Süßwaren konsequent und stark einschränken müssen, während andere etwas großzügiger sein können. Über die Jahre kann man sich selbst am besten einstufen und sollte dann gegebenenfalls einen strengeren Ernährungsplan einhalten. Prinzipiell geht es nicht um eine totale Umstellung der Ernährung, sondern um das Abstellen individueller Ernährungsfehler, die das Wohlbefinden und die Gesundheit langfristig beeinträchtigen. Pauschale Empfehlungen wie die Bevorzugung von Vollkornprodukten sind zwar im Allgemeinen richtig, können aber im Einzelfall beispielsweise aus Verträglichkeitsgründen auch ungünstig sein.

Die häufigsten Fehler sind:

- Zu viel und dabei zu wenig abwechslungsreich.
- Zu fett und zu süß mit zu wenig »guten« Kohlenhydraten wie Brot, Kartoffeln, Reis oder Nudeln, die neben Mineralien und Vitaminen auch Ballaststoffe enthalten.
- Zu wenig natürliche pflanzliche Nahrungsmittel (Obst, Gemüse, Salate und pflanzliche Öle wie Sonnenblumen-, Oliven-, Maiskeim-, Raps- und Distelöl).
- Zu geringe Flüssigkeitsaufnahme mit negativen Auswirkungen auf Stoffwechselabläufe und Blutfluss. Empfehlenswert sind 1,5–2 Liter am Tag. Gut sind Mineralwässer, teilweise auch mit Fruchtsäften gemischt. Kaffee oder schwarzer Tee zählen bei der Flüssigkeitsbilanz nicht mit, da sie die Ausscheidung über die Niere anregen!

Diese einfachen Fehler lassen sich häufig durch kleine bewusste Korrekturen vermeiden:

- Entscheiden Sie sich beim Einkauf für wenig verarbeitete Wurst- und Fleischprodukte, bei denen man Muskel und Fett gut differenzieren kann (z.B. Schinken, Braten).
- Kaufen Sie kleinere, dafür höherwertige Fleischportionen oder Fisch (mindestens 1-mal pro Woche). Verwenden Sie mehr Beilagen (Kartoffeln, Reis, Nudeln, Gemüse und Salate). Dabei Soßen eher sparsam dosieren.
- Wenn Süßigkeiten, dann solche mit nicht zu hohem Fettgehalt (Marmelade, Honig, Fruchteis, trockener Kuchen oder Obstkuchen ohne Sahne).

Neben der gezielten Auswahl von Lebensmitteln lohnt es sich, über das Essverhalten nachzudenken. Auch hierzu einige Tipps:

- Essen Sie nur dann, wenn Sie Hunger haben (nie unüberlegt aus Gewohnheit, Langeweile etc.). Essen Sie nicht, bis der Teller leer ist, wenn Sie bereits vorher satt sind. Besser mit kleineren Portionen anfangen und gegebenenfalls nachfassen.
- Essen Sie, wenn sich ein stärkeres Hungergefühl entwickelt, bevor Sie der Heißhunger überfällt. Dazu kann man sich zwischendurch, z.B. bei der Arbeit, Lückenfüller bereithalten: Obst, Joghurt, Brot mit leicht verdaulichem Belag wie magerem Käse oder magerem Fleisch.
- Essen Sie bewusst langsam! Wer zu schnell ist, gibt seinem Körper nicht die Zeit, das Sättigungsgefühl wahrzunehmen. Beginnen Sie Ihre Haupt-

mahlzeit mit einer Vorspeise (Suppe, Salat etc.).

Bezogen auf das gesundheitssportliche Training sind nur wenige zusätzliche Aspekte von Relevanz:

- Natürlich sollten Sie 1–2 Stunden vor dem Training keine größere oder schwer verdauliche Mahlzeit mehr zu sich nehmen. Auch sollte man vor dem Training keine Süßigkeiten oder Traubenzucker essen, da sonst als Gegenregulation des Stoffwechsels eine unangenehme Unterzuckerung auftreten kann.
- Bei Trainingsbelastungen bis etwa 60 Minuten ist das Trinken während des Trainings nicht unbedingt erforderlich. Es reicht, wenn Sie vorher ca. 0,2 Liter trinken und danach (auch bei fehlendem Durstgefühl) ca. 0,5–1 Liter (hängt von der Belastungsintensität, Wetter etc. ab). Bewährt haben sich Mischungen von 3 Teilen Mineralwasser (am besten magnesiumreich, d.h. etwa 100 mg/Liter) und 1 Teil Obstsaft (insbesondere Apfelsaft). Aber auch normales Leitungswasser ist ausreichend.
- Bei längeren Trainingseinheiten, was vor allem beim Radfahren häufiger der Fall sein kann, sollte man eine oder mehrere Trinkflaschen, am besten mit einer Fruchtsaftschorle gefüllt, mitnehmen. Auch ein oder zwei Energieriegel mit nicht zu hohem Fettanteil sollten dann nicht fehlen.

Übrigens: Bei abwechslungsreicher Ernährung brauchen Sie als Gesundheitssportler mit Sicherheit nicht zusätzlich Mineralstoffpräparate oder Vitaminpillen einzunehmen! Investieren Sie das Geld besser in gute Sportschuhe oder einen Pulsmesser.
Und ein bis zwei Gläser Wein oder Bier sind am Abend durchaus verdauungs- und schlaffördernd.

Selbsteinschätzung und Selbstreflektion

Ohne eine auf die individuellen Verhältnisse zugeschnittene Planung bleibt die sportliche Aktivität häufig im Alltagstrott auf der Strecke. Hinzu kommt, dass ein nur unregelmäßig stattfindendes Training aufgrund der dann fehlenden Fitnessentwicklung jedes Mal aufs Neue relativ schwer fällt. Man tritt im wahrsten Sinne des Wortes auf der Stelle und fängt immer wieder von vorne an.
Nach einem anstrengenden Arbeitstag neigt man dazu, sich eher auf dem bequemen Sessel niederzulassen als sich die Sportschuhe anzuziehen und aktiv zu werden. Die Müdigkeit nach in der Regel mehr geistig-mentaler als körperlicher Beanspruchung im Alltag wird so auf Dauer durch die körperliche Schlappheit und nachlassende Fitness noch verstärkt. Es bedarf eines

Abb. 8

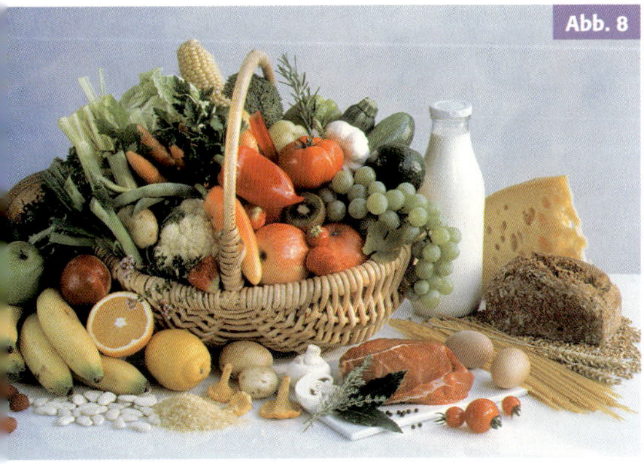

Vielfalt und Frische bei der Ernährung

gewissen Anfangsschwungs, um sich aus diesem Teufelskreis zu befreien. Denn gerade wenn man sich »ausgebrannt« fühlt, sollte man häufiger dem eingefahrenen Reflex, nichts zu tun, entgegentreten und ohne Umschweife den Ausgleich durch körperliche Aktivierung angehen.

Frische und Regeneration lässt sich am wirkungsvollsten durch die ausgewogene Kombination aus Ruhe und körperlicher Aktivität wiedergewinnen. Wenn man diese Erfahrung erst einmal gemacht hat, wird man sie regelmäßig suchen.

Taxieren Sie Ihr Risiko!

Vorgeschichte, Beschwerden

Als Abschluss des sportmedizinischen »Parcours« gehen Sie die folgenden Fragen durch. Wenn Sie eine der Fragen mit *Ja* beantworten, sollten Sie sicherheitshalber vor einer sportlichen Betätigung Ihren Arzt konsultieren:

- Hatten Sie in der Vergangenheit bei körperlicher oder psychischer Belastung eine oder mehrere der folgenden Beschwerden:
  - Kreislaufkollaps oder Bewusstlosigkeit
  - Länger andauernder Schwindel
  - Herzstolpern oder Herzrasen
- Hatten Sie schon mehrfach insbesondere bei körperlicher oder psychischer Belastung oder bei Kälte ein beängstigendes Druckgefühl im Brustkorb?
- Fühlen Sie sich ungewohnt schnell außer Atem, z.B. wenn Sie mehr als zwei Stockwerke Treppen steigen müssen?
- Schwellen Ihre Füße regelmäßig an, vor allem abends?
- Wird Ihnen bei körperlicher Anstrengung häufiger übel?
- Sind in Ihrer direkten Verwandtschaft (Eltern, Geschwister, Kinder) schwerwiegende Herz-Kreislauf-Erkrankungen vor dem 40. Lebensjahr aufgetreten?

Risikofaktoren

Schätzen Sie Ihr Risikoprofil für das Auftreten von Herz-Kreislauf-Erkrankungen ab. Addieren Sie anhand der folgenden Frageliste Ihre Risikofaktoren. Vergleichen Sie dann mit den von Ihrem Alter und der Risikofaktorenkonstellation abhängigen Empfehlungen der Tabelle auf Seite 25 oben:

- Sind in Ihrer Familie (Eltern, Geschwister) Herzkrankheiten (Herzkranzgefäß-Erkrankungen, Herzinfarkt, behandlungsbedürftige Herzrhythmusstörungen) vor dem 60. Lebensjahr aufgetreten? Oder hat in Ihrer Familie jemand vor dem 60. Lebensjahr einen Schlaganfall erlitten?
- Sind Sie Raucher/in?
- Wurden bei Ihnen häufiger erhöhte Blutdruckwerte gemessen? (140/90 mm Hg oder höher in entspanntem Zustand)
- Fühlen Sie sich im Beruf oder privat dauerhaft über- oder unterfordert, entwickeln sich daraus regelmäßig Ängste oder nervöse Anspannung?
- Können Sie häufiger oder über längere Zeit schlecht einschlafen und wachen Sie nachts mehrfach auf?
- Liegt Ihr Body-Mass-Index (BMI) höher als 29? (vgl. S. 31)
- Wurde bei einer ärztlichen Untersuchung ein erhöhter Cholesterinwert festgestellt?
- Hat Ihr Arzt bei Ihnen erhöhte Blutzuckerwerte festgestellt? (Gestörte Glukosetoleranz?)

Zur Problematik der Interpretation von Risikofaktoren sei auf Seite 24 verwiesen.

Cholesterin: *Lassen Sie neben dem Gesamt-Cholesterin auch das HDL-Cholesterin bestimmen. Als Orientierung für eine ungünstige Cholesterinkonzentration gilt das Verhältnis von Gesamt-Cholesterin zu HDL-Cholesterin. Werte über 4,5 sind in der Regel erhöht.*
Beispiel: *Gesamt-Cholesterin 220 mg/dl, HDL-Cholesterin 50 mg/dl. Quotient = 220:50 = 4,4*

Blutzucker: *Orientierende Messung für Risikofaktor Zuckerstoffwechsel-Störung:*
Blutzucker (morgens nüchtern!) höher als 110 mg/dl (6 mmol/l)

Betrachten Sie mögliche Schwachstellen als Herausforderung, sie mit sportlichem Engagement anzugehen. Auch wenn Sie sich gesund fühlen, sollten Sie – orientiert an den Empfehlungen der Tabelle auf S. 25 oben – gegebenenfalls eine sportärztliche Vorsorgeuntersuchung durchführen lassen. Auch bei subjektiver Beschwerdefreiheit lassen sich so versteckte oder beginnende Erkrankungen erkennen. Falls gesundheitliche Probleme festgestellt werden, wird dies in aller Regel den Sinn einer sportlichen Betätigung eher noch verstärken. Allerdings kann bezüglich Intensität und Belastungsform die eine oder andere Einschränkung ärztlicherseits sinnvoll sein.

Einfache, mit Waage und Maßband bestimmbare Anhaltswerte zur Beurteilung von Köpergewicht und Körperfettverteilung

Messwert für krankhaftes Übergewicht (Adipositas)

Body-Mass-Index (BMI) ist das Verhältnis von Körpergewicht zum Quadrat der Körpergröße.

Beispiel: Körpergewicht 80 kg, Körpergröße 1,80 m

$$\text{BMI} = \frac{80}{1.80 \times 1,80} = 24,7$$

	BMI *(kg/m²)*	***Alter***	***anzustrebender BMI***
Normalgewicht	*18–25*	*bis 35 J*	*20–24*
Übergewicht	*25–30*	*35–44 J*	*21–26*
Adipositas Grad 1	*30–35*	*45–54 J*	*22–27*
Adipositas Grad 2	*35–40*	*55–64 J*	*23–28*
Adipositas Grad 3	*über 40*	*ab 65 J*	*24–29*

Messwerte für ungünstige Verteilung von Fettgewebe

- *Verhältnis Taillen- zu Hüftumfang (Waist-to-Hip Ratio, WHR):*

	Männer	Frauen
gut wenn:	*kleiner als 1,0*	*kleiner als 0,85*

- *Taillenumfang:*

	Männer	Frauen
leicht erhöht:	*über 94 cm*	*über 80 cm*
stark erhöht:	*über 102 cm*	*über 88 cm*

Messung: Aufrecht stehend
Taille: zwischen Becken-Oberkante und unterster Rippe (meist etwas oberhalb des Nabels)
Hüfte: in Höhe der größten Breite

Ein »bewegtes« Leben: die Dosis macht's

Einstieg ohne Hürden, aber mit etwas Geduld

Sind Sie seit längerer Zeit körperlich inaktiv? Haben Sie seit langem keinen Sport mehr betrieben? Haben Sie sich nicht schon häufiger vorgenommen, etwas mehr für Ihren Körper zu tun? Warum ist es bei den guten Vorsätzen oder nur kurzzeitiger Umsetzung geblieben?
Aus langjähriger Erfahrung wissen wir, dass das Hauptproblem der falsche Einstieg ist. Ganz wichtig ist es, bei Ihrem Neubeginn in kleinen Schritten zu starten. Übertriebener Ehrgeiz ist fehl am Platz und führt in der Regel durch Überbeanspruchung zu Frustration und damit zur Beendigung Ihrer »sportlichen Karriere«. Ihr Organismus muss sich erst nach und nach wieder an die körperliche Beanspruchung gewöhnen. Nur bei richtiger Intensität fühlen Sie sich während und nach dem Bewegungstraining richtig wohl.
Die folgenden Prinzipien sollen Ihnen helfen, den richtigen Trainingseinstieg zu finden, Ihr Körperbewusstsein zu schulen, planmäßig vorzugehen und durch Vielseitigkeit das Training abwechslungsreich und interessant zu gestalten.

Individualität – Differenzierung

Jeder Mensch hat seine eigene durch Geschlecht, Alter und Trainingszustand definierte Leistungsfähigkeit bzw. Belastbarkeit. Das heißt, auch Sie haben derzeit ein bestimmtes Leistungsniveau, das nach längerer Inaktivität oder Erkrankung relativ niedrig sein kann. Früher erzielte und im Gedächtnis abgespeicherte sportliche Erfolge oder die sportlichen Ambitionen von Freunden oder Bekannten, die ein deutlich höheres Leistungsniveau besitzen, dürfen Sie zwar animieren, aber nicht zu dem Fehlschluss leiten, direkt auf dieser Leistungsebene mithalten zu können.
Neben zu hoch gesteckten Anforderungen können aber auch zu niedrige Trainingsreize Ihr Interesse an körperlicher Aktivität mindern. Deshalb sollte bei einem Bewegungstraining vorrangiges Ziel sein, die individuell richtige Belastungsintensität zu finden.

Anschaulichkeit – Bewusstheit

Wenn Sie beispielsweise während des Trainings den Bewegungsablauf, die beanspruchte Muskulatur, die gesteigerte Atmung, den höheren Puls bewusst wahrnehmen, werden Sie ein intensiviertes Körperempfinden entwickeln und das zufriedene Gefühl verspüren, für sich etwas Gutes zu tun. Konzentrieren Sie sich beispielsweise beim Gehen oder Laufen zunächst auf das Aufsetzen der Füße, die folgende Abrollbewegung über die Ferse zur Fußspitze und dann den Abdruck vom Boden. Wie fühlt sich dabei die Waden- oder Oberschenkelmuskulatur an? Achten Sie auf die Bewegung Ihrer Arme. Wie hoch schwingen die Hände? Atmen Sie tief und ruhig oder eher flach und kurz? Ändern Sie einfach einmal die Atemfrequenz und -tiefe. Erproben Sie eine für Sie angenehme ruhige und tiefe Atmung. Wie schnell und wie hoch steigt bei dieser Belastung Ihr Puls? Das Gespür für die Körperreaktionen bei sportlicher Betätigung hilft Ihnen, später die richtige Dosierung zu finden.

Planmäßigkeit – Selbständigkeit

Um die Leistungsfähigkeit gezielt auf ein höheres Niveau zu bringen und auf Dauer zu erhalten, sollten Sie Ihr Training regelmäßig und geplant durchführen. Ein Kalender oder Dokumentationsbogen ist dabei sehr hilfreich (s. S. 91).
Notieren Sie Ihr wöchentliches Trainingsprogramm mit entsprechenden Angaben zur Intensität und Befindlichkeit. So veranschaulichen Sie sich selbst Ihren Trainingsverlauf und fördern damit die Regelmäßigkeit. Darüber hinaus erleichtert Ihnen dieses Trainingstagebuch mögliche Rückfragen bei einer Fachkraft aus dem medizinischen und sportlichen Bereich.

Vielseitigkeit – Motivation

Gestalten Sie Ihr Training nach einer gewissen Zeit der Eingewöhnung abwechslungsreich! Wählen Sie beispielsweise unterschiedliche Walking- bzw. Laufstrecken oder mischen Sie Ihre Trainingsformen. Ein wöchentlicher Triathlon (z.B. eine Trainingseinheit Walking/Laufen, eine weitere Radfahren und einmal Schwimmen) oder beispielsweise 2 Ausdauereinheiten und 1–2-mal ein ergänzendes Krafttraining bieten Abwechslung und führen ebenfalls zum gewünschten Erfolg. Eine weitere Möglichkeit besteht darin,

Gruppentraining

Abb. 9

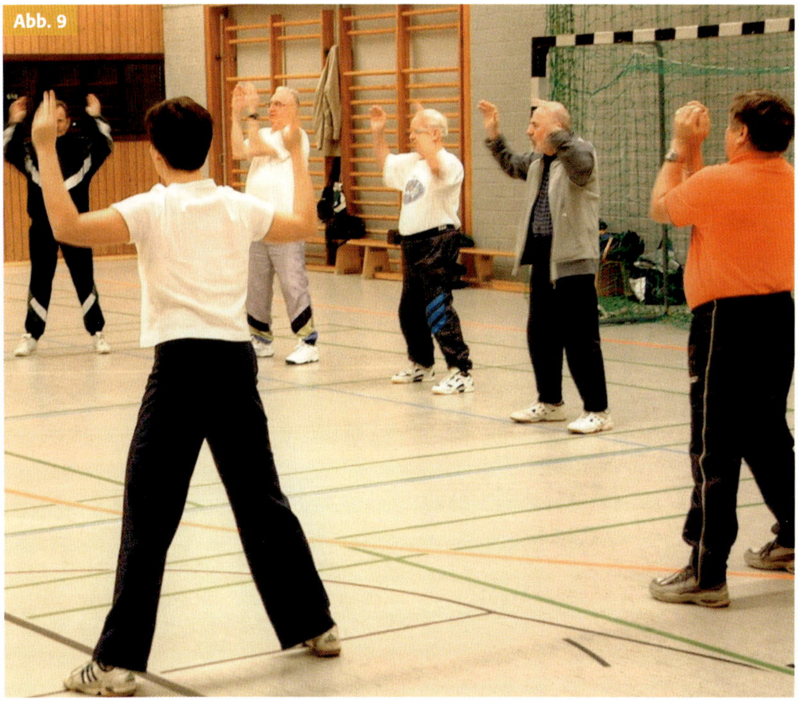

Abb. 10

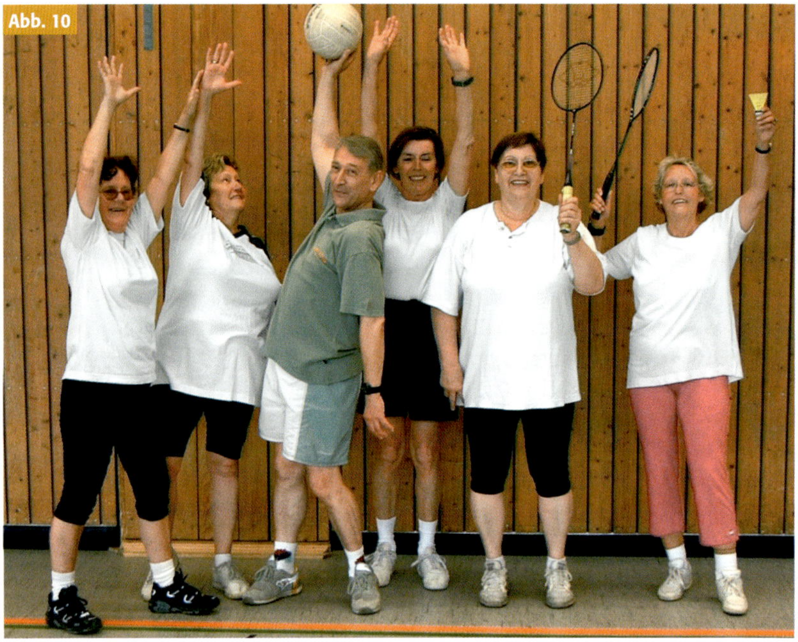

Spaß beim Training

1–2-mal wöchentlich ein Gruppentraining unter fachkundiger Anleitung (Informationen und Internet-Adressen erhalten Sie auf S. 95) und 1–2 Trainingseinheiten selbstständig durchzuführen. In der Gruppe werden die Motivation sowie die Regelmäßigkeit beim Trainingsprozess gefördert. Zusätzliche soziale Bindungen und Erfahrungsaustausch mit Gleichgesinnten kann Spaß und sportliches Engagement weiter beflügeln (s. Abb. 9).

Verbessertes Wohlbefinden: Motivation für ein dauerhaftes Bewegungstraining

Zahlreiche Untersuchungen haben gezeigt, dass durch dosiertes körperliches Training eine Steigerung des Wohlbefindens, als wichtiger Bestandteil von Gesundheit und Lebensqualität, möglich ist. Eine als mittlere Anstrengung empfundene Belastungsintensität gilt als optimal, um Wohlbehagen, Ausgeglichenheit und eine möglichst dauerhafte Bindung an Sportprogramme zu erzielen. Neben der Befindlichkeit wird auch die geistige Leistungsfähigkeit durch regelmäßiges Training verbessert. Sogar Angstzustände und Depressionen können durch Bewegungstraining gemindert und Selbstbewusstsein und Selbstwertgefühl aufgebaut werden.
Der Spaß während sportlicher Aktivität und das angenehme Gefühl, das sich nach Anstrengung einstellt, sind für die Stetigkeit des Bewegungstrainings von entscheidender Bedeutung. Nur wer sich während und nach dem Training wohl fühlt und Freude hat, bleibt der Bewegung treu (s. Abb. 10)!

Motor-Tuning ohne Panne

Energieumsatz und Fettverbrennung

Zahlreiche Untersuchungen haben gezeigt, dass ein Zusammenhang zwischen dem durch körperliche Aktivität erreichten Energiemehrverbrauch und positiven Gesundheitseffekten besteht. Durch einen zusätzlichen Energieverbrauch von 1000 kcal pro Woche konnte das Sterberisiko im Vergleich zu gleichaltrigen inaktiven Personen um 20–30 %, bei 2000 kcal pro Woche sogar um 40–50 % gesenkt werden. Wenn man weiß, wie viel Energie bei einer bestimmten körperlichen Belastung verbraucht wird, lässt sich leicht das Trainingspensum für eine Woche berechnen, um den gewünschten Kalorienumsatz zu erzielen (s. Tab. unten). Beim Walking mit beispielsweise 7 km/h werden etwa 450 kcal pro Stunde (h), beim Laufen mit 10–12 km/h etwa 600–750 kcal/h umgesetzt. 2 Kilometer Schwimmen in einer Stunde führt zu einem Energieumsatz von etwa 500 kcal, beim Radfahren mit 20–25 km/h werden etwa 450–600 kcal/h verbraucht. Wollen Sie nun einen wöchentlichen Kalorienverbrauch von 1500–2000 kcal erzielen, müssen Sie dafür etwa 4–5-mal pro Woche *eine Stunde* walken bzw. *30–40 Minuten* laufen. Von diesen Berechnungen leiten sich die im nächsten Kapitel folgenden Empfehlungen ab.

Häufig wird als Einsteigermotiv für sportliche Betätigung neben der Gesundheit auch der ästhetische bzw. figurbetonte Aspekt angegeben. Wenn sich einige Pfunde zu viel angesammelt haben, soll körperliches Training die Fettpolster möglichst schnell wieder

Energieverbrauch pro Stunde (kcal/h) bei verschiedenen Sportarten bzw. Bewegungsformen für eine ca. 75 kg schwere Person

Sportart bzw. Bewegungsform		Energieverbrauch (kcal/h) (für eine ca. 75 kg schwere Person)
Spazierengehen	< 4 km/h	100–150
Walking	6–7 km/h	350–450
Laufen/Jogging	7–8 km/h	400–500
	10–12 km/h	600–750
Schwimmen	1,5–2 km/h	350–500
	2–2,5 km/h	500–650
Radfahren	15–20 km/h	300–450
	20–25 km/h	450–600
Inline-Skating	9–12 km/h	300–450
	12–18 km/h	450–600
Basketball, Handball, Fußball		550–750
Volleyball		250–400
Gymnastik	Dehnen/Lockern	120–200
	Kräftigen	200–300

»wegschmelzen«. Dies ist prinzipiell durch Ankurbelung des Stoffwechsels, vor allem durch Ausdauersport, tatsächlich möglich, wenngleich auch nur mit etwas Geduld. Wenn Sie mehr Energie verbrauchen als durch Nahrung zugeführt wird, reduziert sich Ihr Körperfettanteil bzw. Ihr Gewicht. Pro Woche sind so bis zu ca. 500 Gramm Fettabbau möglich. Höhere Gewichtsabnahmen sind meist nur auf erhöhte Wasserverluste zurückzuführen und werden rasch wieder ausgeglichen.
Beste Ergebnisse erzielen Sie, wenn Sie bei gedrosselter Nahrungsaufnahme regelmäßig körperlich aktiv sind.
Häufig fällt in diesem Zusammenhang das Wort *Fettverbrennungstraining*. Zu diesem Thema sind nicht selten irreführende Angaben in der Literatur bzw. Boulevardpresse zu finden.
Der Organismus »verbrennt« zur Energiegewinnung hauptsächlich Kohlenhydrate und Fette. Bei körperlicher Beanspruchung ist der Fettanteil bei der Energiegewinnung im Verhältnis zu den Kohlenhydraten umso höher, je niedriger die Intensität ist. Allerdings reduziert sich bei geringen Belastungen der Energieverbrauch insgesamt, so dass Sie beispielsweise beim Spazierengehen zwar überwiegend Ihren Energiebedarf aus Fetten beziehen können, aber sehr viel Zeit benötigen (ca. 15–20 Stunden pro Woche), um einen nennenswerten Kalorienumsatz zu erzielen (s. Tab. auf S. 35). Deshalb hat sich zum Fettabbau bzw. zur Gewichtsreduktion ein Training mit mittlerer Intensität (z.B. zügiges Walken oder Joggen) bewährt. Sie erreichen pro Zeit einen »gewichtigen« Kalorienumsatz und können die Belastung über einen längeren Zeitraum (z.B. eine Stunde) durchhalten, so dass insgesamt ein hoher Energieverbrauch mit relevantem Anteil an »Fettkalorien« erzielt wird.

Auch durch Krafttraining verringert sich die Körperfettmasse. Allerdings bleibt das Körpergewicht hier eher konstant, da gleichzeitig Muskelmasse aufgebaut wird. Deshalb können neben Gewichtskontrollen auch Körperfettmessungen sinnvoll sein, um den Trainingserfolg sichtbar zu machen (s. Tab. 5, S. 31).
Übrigens ist auch nach Belastung Ihr Kalorienumsatz noch einige Zeit (je nach Intensität und Umfang mehrere Stunden) erhöht, so dass selbst diese Phase zur Gesamtenergiebilanz (Nahrungszufuhr versus Energieverbrauch) beiträgt.
Die nachfolgenden Empfehlungen sollen Ihnen auf der Basis der dargestellten physiologischen Grundlagen helfen, Ihr Trainingsprogramm möglichst effektiv und motivierend zu gestalten.

Technik und Dosierung des Herz-Kreislauf-Trainings

Nur Bewegungsformen, bei denen viele große Muskelgruppen dynamisch beansprucht werden, trainieren effektiv das Herz-Kreislauf-System, den »Motor« des Körpers, und den Stoffwechsel. Besonders geeignete Sportarten für Herz und Gefäße sind Ausdauersportarten wie das Walking, Jogging, Radfahren und Schwimmen.
Auch der Spaziergang mobilisiert den »Motor«, allerdings nur in geringem Maß. Der Trainingsreiz für das Herz-Kreislauf-System ist beim Gehen in der Ebene nur für untrainierte ältere Personen mit sehr geringer Leistungsfähigkeit oder schlecht belastbare Herzpatienten ausreichend.

WALKING

Einen guten Trainingseffekt für das Herz-Kreislauf-System bei gleichzeitig geringer Druckbelastung des Herzens bietet das Walking. Diese sportliche Variante des Gehens wird häufig auch als *sanftes Ausdauertraining* bezeichnet. Die Gefahr der Überforderung ist gegenüber dem Jogging aufgrund des durch die Bewegungstechnik begrenzten Intensitätsbereiches grundsätzlich gering. Dieser Aspekt ist insbesondere für Herzpatienten von Bedeutung, da eine Überlastung des vorgeschädigten Herzens eine Gefährdung auslösen kann. Dennoch sind auch beim Walking Unter- bzw. Überforderungen möglich, wobei eine zu geringe Intensität häufiger zu finden ist. Während Jogger meist gebremst werden müssen, sollten gesunde Personen eher animiert werden, *zügig* zu walken.
Weiterhin werden im Gegensatz zum Laufen Fuß-, Knie- und Hüftgelenke sowie die Wirbelsäule weniger belastet, da immer ein Fuß auf dem Boden bleibt und dadurch die auf den Körper einwirkende Kraft nicht so groß ist. Durch die daraus resultierende Bewegungskontrolle bei gleichzeitig geringerer Geschwindigkeit ist auch das Verletzungsrisiko im Vergleich zum Jogging geringer. Deshalb ist gerade für Sporteinsteiger bzw. für Personen mit erhöhtem Körpergewicht oder orthopädischen Beeinträchtigungen Walking eine gut dosierbare und gelenkschonende Bewegungsform.
Darüber hinaus ist man beim Walking unabhängig von Sportstätten bzw. besonderer Ausrüstung und kann somit ein recht günstiges Gesundheitstraining betreiben.

Ein Nachteil besteht dennoch gegenüber dem Laufen. Da die muskuläre Beanspruchung beim Walker geringer ist als beim Jogger, ist auch der Kalorienumsatz pro Zeit niedriger (s. Tab., S. 35). Deshalb muss beim Walking ein höherer Belastungsumfang gewählt werden, um die gleiche Trainingswirkung zu erzielen. Dieser Nachteil lässt sich allerdings durch eine gute Bewegungstechnik, die im Folgenden beschrieben wird, und gegebenenfalls durch entsprechende Hilfsmittel (s. S. 43) minimieren.

Technik

Die Grundtechnik des Walking unterscheidet sich nur unwesentlich von der des normalen Gehens. Walker gehen

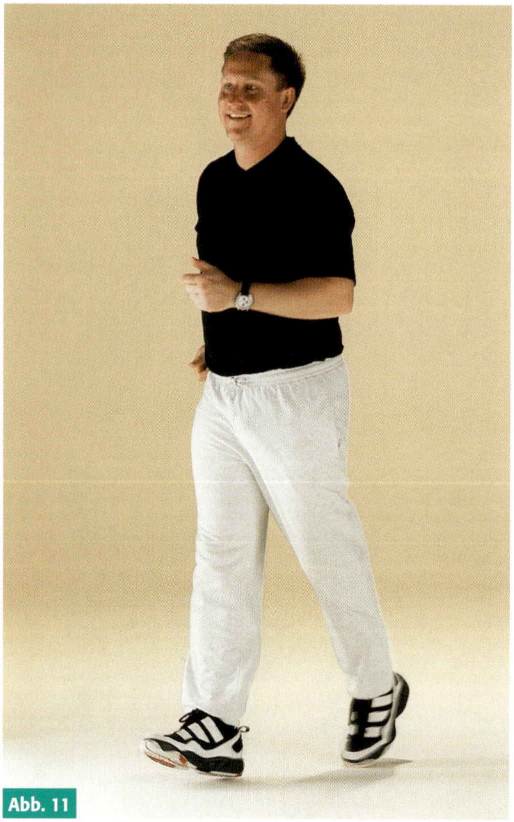

Abb. 11

Die richtige Walkingtechnik

schneller (ca. 5–9 km/h), beanspruchen so die Beinmuskulatur intensiver und schwingen die im Ellenbogengelenk gebeugten Arme *aktiv* mit, damit mehr Muskelmasse eingesetzt wird. Dadurch wird der Trainingsreiz gegenüber dem normalen Gehen deutlich gesteigert. Im Gegensatz zur leichtathletischen Disziplin des Sportgehens werden Becken und Schultern gerade gehalten und nicht um die Längsachse gedreht. Die folgenden fünf Technikelemente sollten Sie beim Walken beachten:

1. Der Oberkörper ist aufrecht, eventuell leicht nach vorne gebeugt. Der Blick ist 4–5 Meter nach vorn auf den Boden gerichtet.
2. Der Fuß sollte möglichst von der Ferse über die ganze Fußsohle abrollen und mit dem Vorfuß vom Boden abdrücken. Die Fußspitzen zeigen in Gehrichtung (s. Abb. 12 + 13).
3. Die Füße werden etwa hüftbreit aufgesetzt. Das Knie ist leicht gebeugt.
4. Die Ellenbogen sind 90 Grad angewinkelt und die Arme schwingen *aktiv* gegengleich zur Beinbewegung seitlich neben dem Körper (s. Abb. 14).
5. Die Schultern hängen locker nach unten.

Dosierung

Zu Beginn des Walkingtrainings sollten Sie Ihre Geschwindigkeit so wählen, dass Sie sich wohl fühlen und keine bzw. nur geringe muskuläre Beschwerden im Unterschenkelbereich auftreten. Falls die Muskulatur am Schienbein oder in der Wade verspannt, was bei den ersten Trainingseinheiten möglich ist, machen Sie eine kurze Pause und dehnen den entsprechenden Muskelbereich (s. S. 61). Danach wählen Sie eine etwas geringere Geschwindigkeit. Diese »koordinative Phase« kann

Fußaufsatz und -abdruck

Abb. 12

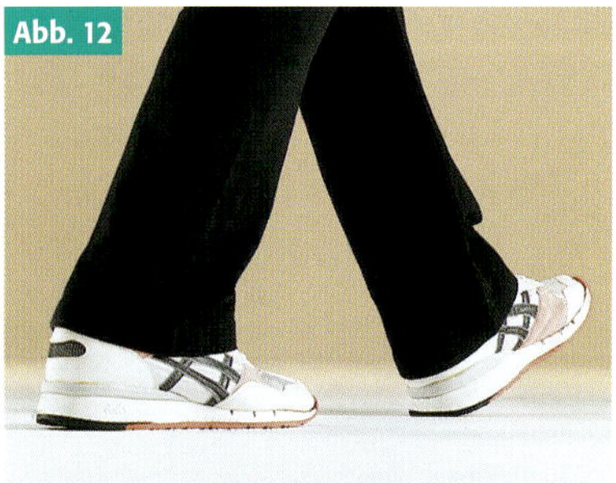

Abb. 13

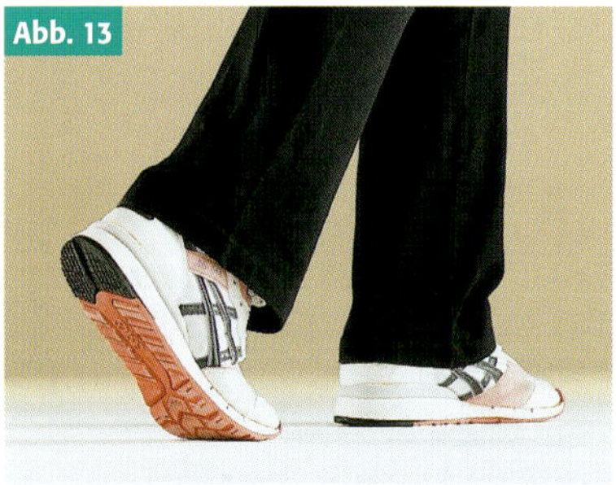

Arm-Technik

Abb. 14

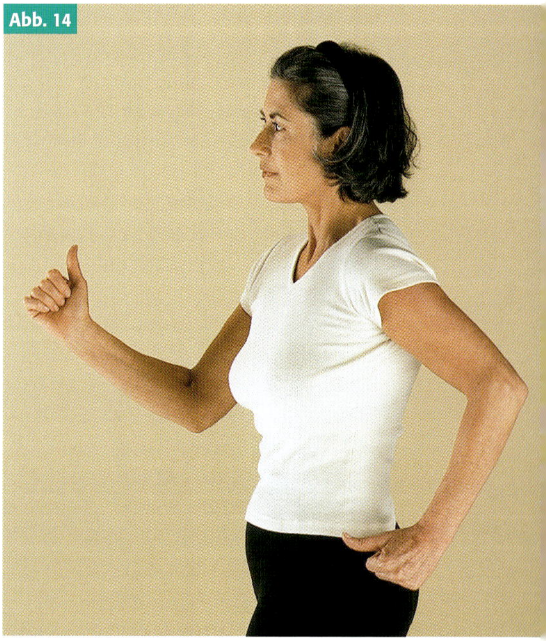

Abb. 15

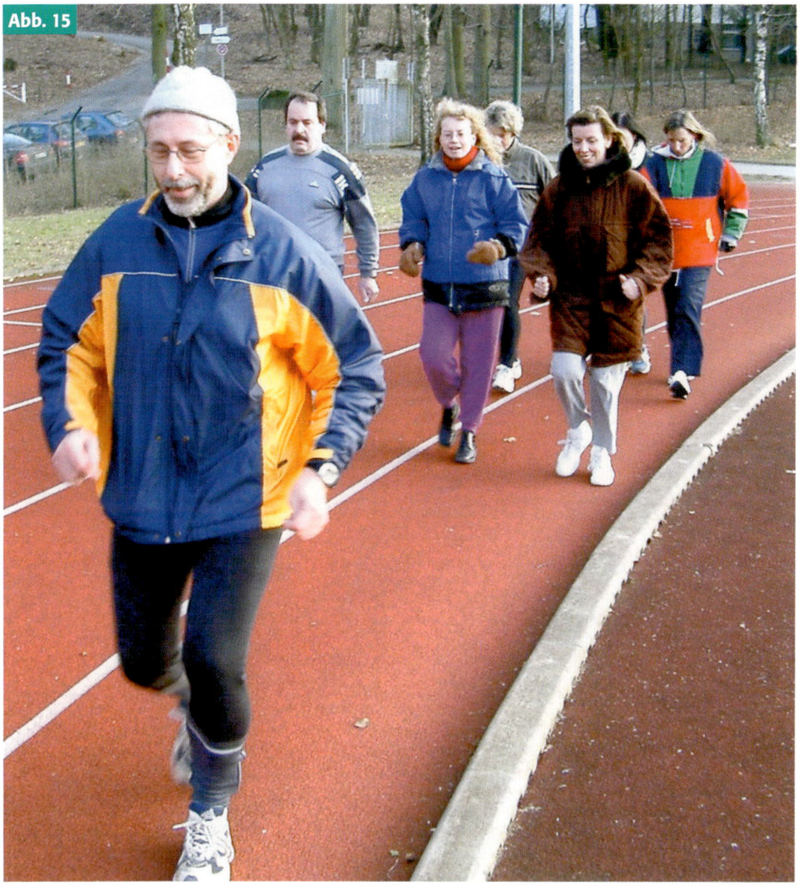

Walking-Test auf einer 400-m-Bahn

1–2 Wochen dauern. Danach können Sie die Intensität zusätzlich über die Herzfrequenz kontrollieren. Dabei gilt beim Walking die Faustformel:

185 minus Lebensalter

Sind Sie also beispielsweise 55 Jahre alt, sollte Ihr entsprechender Trainingspuls 130 Schläge pro Minute nicht übersteigen. Diese Vorgaben dienen allerdings nur zur Orientierung. Sie sollten sich während des Trainings noch ohne wesentliche Luftprobleme unterhalten können, nicht außer Atem kommen und vor allem wohl fühlen. Subjektiv sollte die Anstrengung als *etwas schwer* empfunden werden (s. *Trainingsplan* S. 91 – Borg-Skala *12–13*). Bedenken Sie allerdings, dass im Falle einer Herz-Kreislauf-Erkrankung als oberer Intensitätsbereich immer die vom Arzt festgelegte Trainingsherzfrequenz gilt!

Walking-Test

Bei Gesunden kann eine individuelle Ermittlung der maximalen Herzfrequenz bzw. der maximal möglichen Walkinggeschwindigkeit dazu dienen, genauer als über die Faustformeln personenbezogene Trainingsempfeh-

lungen zu ermitteln. Untersuchungen haben gezeigt, dass 70–80 % der maximalen Herzfrequenz bzw. 80–85 % der maximalen Geschwindigkeit meist einen günstigen Trainingsbereich darstellt. Durch einen einfachen Test lässt sich Ihre persönliche Trainingsintensität bestimmen:
Am besten eignet sich für den Test ein Sportplatz mit einer 400-m-Bahn. Sie benötigen eine Uhr mit Sekundenanzeige bzw. mit Stoppfunktion. Zur exakten Herzfrequenzbestimmung ist ein Pulsmessgerät zu empfehlen.
Wärmen Sie sich zunächst einige Minuten auf. Im Anschluss walken Sie eine Runde so schnell, wie mit korrekter Technik möglich ist. Stoppen Sie die benötigte Zeit und messen Sie direkt am Ende der Runde den Puls. Aus der folgenden Tabelle können Sie nun anhand der maximal gemessenen Herzfrequenz den Trainingspuls für die obere Grenzzone des aeroben Bereichs ermitteln.

Maximaler Puls (Schläge/min)	Trainingspuls (Schläge/min)
200	160–164
195	156–160
190	152–156
185	148–152
180	144–148
175	140–144
170	136–140
165	132–136
160	128–132
155	124–128
150	120–124
145	116–120
140	112–116

Anhand der Testzeit lässt sich die Geschwindigkeit (Minuten und Sekunden pro Runde) für Ihr Walkingtraining ableiten.

Testzeit (400 m Runde)	Trainingszeit (pro Runde)
3:50 (6,2 km/h)	4:37–4:48
3:40 (6,5 km/h)	4:22–4:37
3:30 (6,9 km/h)	4:06–4:22
3:20 (7,2 km/h)	3:56–4:06
3:10 (7,6 km/h)	3:41–3:56
3:00 (8,0 km/h)	3:30–3:41
2:50 (8,5 km/h)	3:19–3:30
2:40 (9,0 km/h)	3:07–3:19
2:30 (9,6 km/h)	2:55–3:07
2:20 (10,3 km/h)	2:43–2:55

Walken Sie nun einige Einheiten mit diesem Trainingspuls bzw. mit der Zeitvorgabe auf einem Sportplatz oder ebenen Gelände, bis Sie ein Gefühl für dieses Tempo entwickelt haben. Danach ist auch ein dosiertes Training auf leicht profilierten Waldwegen kein Problem.
Falls kein Sportplatz in Ihrer Nähe ist bzw. Sie eher mit Pulsempfehlungen statt mit Geschwindigkeitsvorgaben die Trainingsintensität kontrollieren wollen, können Sie die maximale Herzfrequenz (ohne Geschwindigkeitsmessung) auch auf einem etwa 0,5 km langen, am besten leicht ansteigenden (ca. 2–3 %) Weg bestimmen. Walken Sie ca. 3 Minuten so schnell wie möglich und messen Sie direkt danach den Puls.

Trainingsaufbau

Aufwärmphase

Zu Beginn des Trainings sollten Sie sich durch leichte Geh- und Trabvariationen (Intervalle von jeweils ca. 10 Sekunden) aufwärmen. Dadurch wird der Organismus aktiviert und auf die folgende Beanspruchung vorbereitet. Anfangs sind dazu ca. 5 Minuten ausreichend, mit steigender Leistungsfähigkeit sollte der Umfang auf ca.

8–10 Minuten erhöht werden (s. Tab. S. 43). Gezielte technische Übungselemente während des Aufwärmens verbessern gleichzeitig die Bewegungsqualität des Walking. In fortgeschrittenem Stadium übernehmen diese Übungen die Funktion eines »sportartspezifischen« Aufwärmens:

1. Starten Sie zunächst mit normalem Gehen bzw. leichtem Traben im Wechsel (ca. 10 Sekunden Intervalle). Variieren Sie nun die Schrittlänge und -frequenz: kurze schnelle Schritte und lange langsame Schritte (Abb. 16 + 17) (jeweils ca. 5–10 Sekunden).

2. Variieren Sie im Weiteren den Armschwung: Arme locker mitpendeln lassen im Wechsel mit intensiv ausgeprägtem Schwingen der Arme (Abb. 18 + 19) (jeweils ca. 5–10 Sekunden 3–4-mal wiederholen).

3. Nun wieder zu den Beinen: Kniebeben (ca. 4-mal links und rechts) bis Hüfthöhe und im Wechsel den Fuß hinten Richtung Gesäß anfersen (Abb. 20 + 21) (ebenfalls ca. 4-mal links und rechts – jeweils 3–4-mal wiederholen).

4. Zuletzt wieder zügiges Gehen mit Nach-vorne-und-hinten-Schieben der Schultern sowie Schulterkreisen in beide Richtungen (Abb. 22 + 23).

Abb. 16

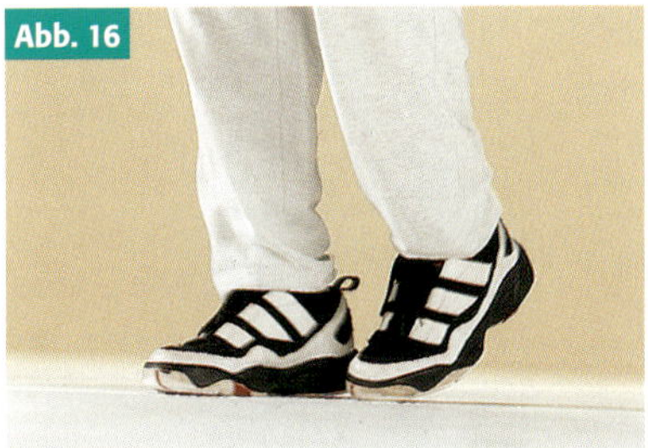

Abb. 17

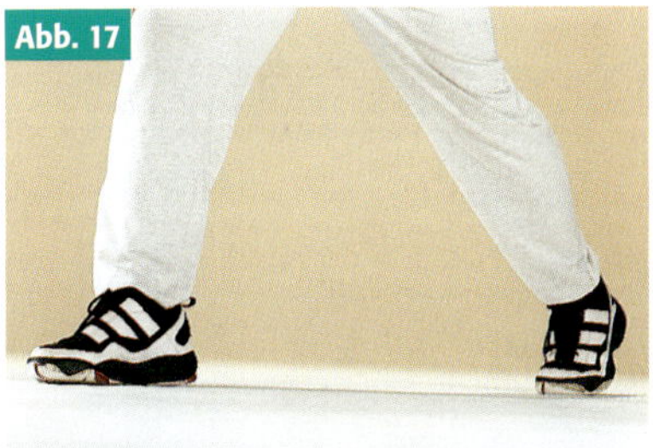

Abb. 18

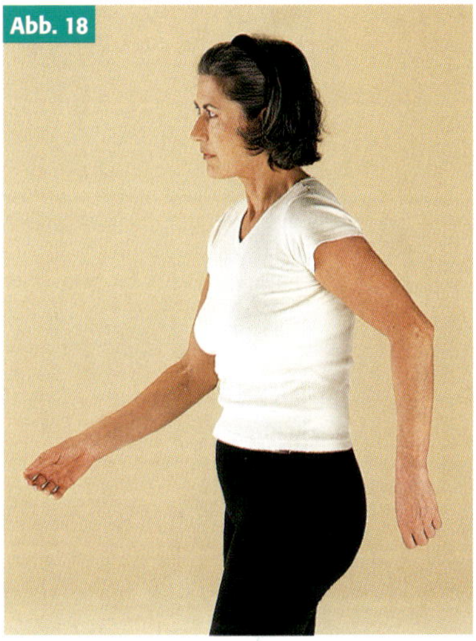

Abb. 19

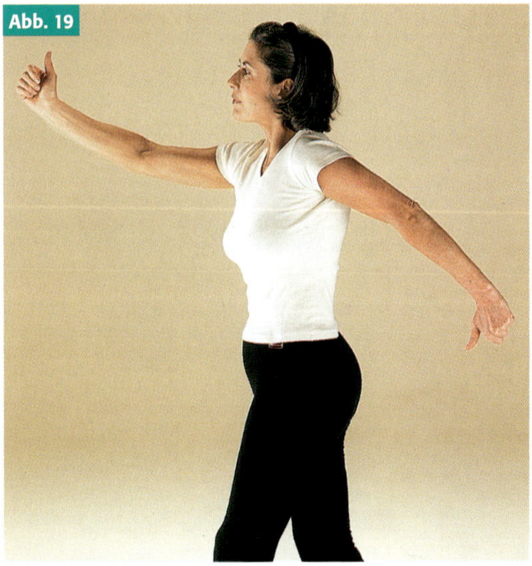

Abb. 20

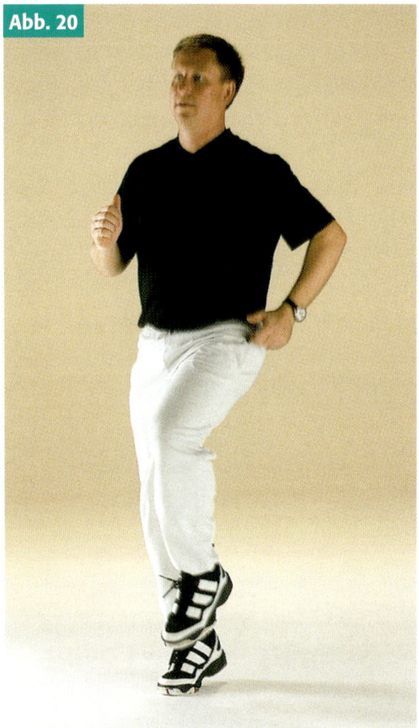

Abb. 21

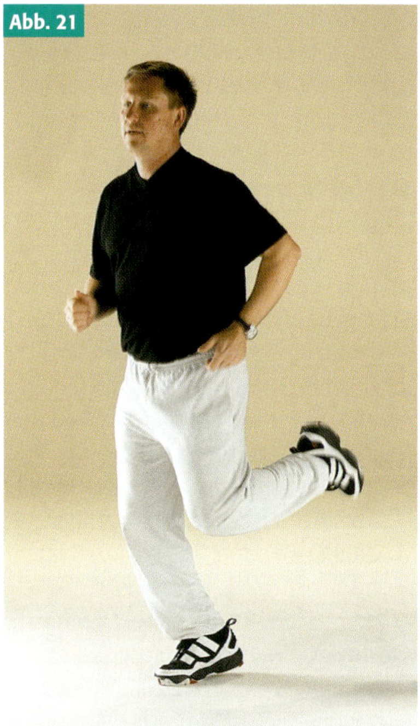

Abb. 22

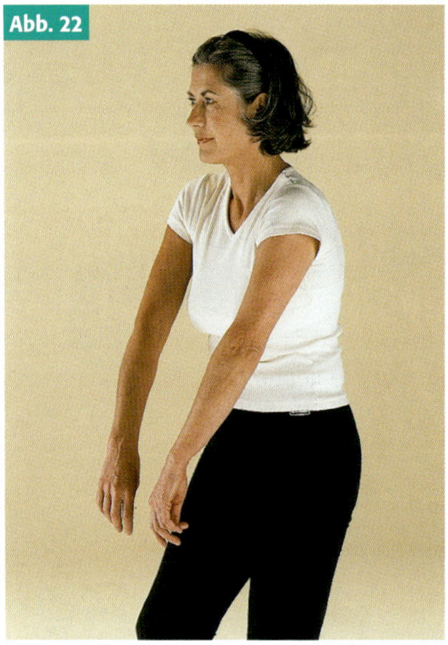

Abb. 23

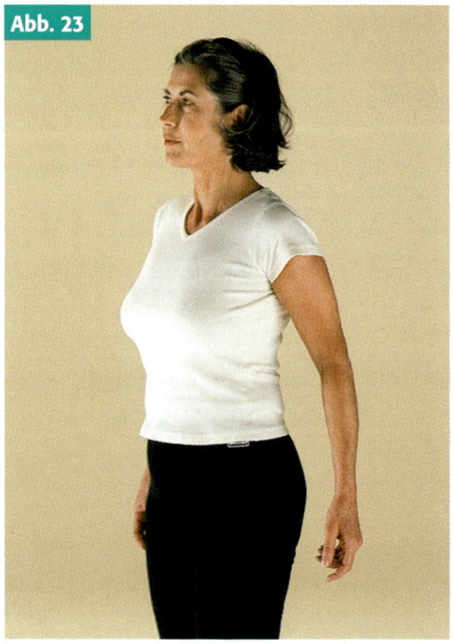

Danach sollten Sie Ihr Aufwärmprogramm durch einige gezielte Dehnübungen abrunden (s. S. 61 ff.). Als Minimalprogramm für die primär beanspruchte Muskulatur beim Walking sollten Sie die Übung 1–4 wählen. Sie können allerdings bei entsprechendem Zeitbudget die weiteren Übungen, insbesondere für den Oberkörper, ergänzend durchführen.

Belastungsphase

Zu Beginn sind 15–20 Minuten Walking 2-mal pro Woche ausreichend (s. Tab. unten). Sie legen dabei jeweils, je nach Geschwindigkeit, eine Strecke zwischen 1,5 und 2,5 Kilometer zurück. Starten Sie mit 3–4 je 5-minütigen Intervallen, d.h., Sie walken zügig 5 Minuten und machen danach eine einminütige Gehpause mit Lockerungsübungen für die Beine, Arme und Schultern. Dann starten Sie mit dem zweiten Intervall. So vermeiden Sie muskuläre Beschwerden. In der 3. und 4. Trainingswoche sollte der Umfang allmählich von 20 (z.B. 2-mal 10 min) auf 30 Minuten (z.B. 2-mal 15 min) und in der 5. und 6. Woche von 30 auf 40 Minuten erhöht werden. Ziel ist es, nach 7–8 Wochen Aufbautraining etwa 4-mal pro Woche ca. 40–60 Minuten (intervallartig oder am Stück) zu walken.

Abkühlphase

Am Ende der Trainingseinheit sollten Sie nicht abrupt die Belastung abbrechen, sondern einige Minuten mit reduzierter Geschwindigkeit »auswalken«. Dadurch wird der Organismus langsam beruhigt und Kreislaufbeschwerden (z.B. Schwindel) vermieden. Einige gezielte Lockerungs- und Dehnübungen nach dem Training für intensiv beanspruchte Muskelgruppen (z.B. Schienbein und Wadenmuskulatur) können helfen, orthopädischen Beschwerden vorzubeugen (s. S. 61).

Ausrüstung

Beim Walking sollten Sie auf geeignete und qualitativ hochwertige Sportschuhe achten. Spezielle Walking-, Jogging- oder Trekkingschuhe sorgen für sicheres, abgefedertes Gehen. Personen, die an Übergewicht oder Gelenkbeschwerden leiden oder auf hartem Untergrund trainieren, sollten Joggingschuhe bevorzugen, da diese besser gedämpft sind. Fehlstellungen der Füße wie zu starke Pronation (Fuß knickt nach außen) oder Supination (Fuß knickt nach innen) sollten beim Schuhkauf berücksichtigt werden.

Wärmende und gleichzeitig atmungsaktive Sportkleidung ist für das Walkingtraining empfehlenswert. Man kommt aber auch mit einer Jogginghose und einem Sweatshirt zurecht. Mit einer wetterfesten atmungsaktiven Jacke ausgestattet, hält selbst Regenwetter begeisterte Walker nicht vom Training ab.

Wer die Intensität beim Walking noch steigern will, kann beim Training zusätzlich kleine Hanteln in die Hände nehmen oder Gewichtsmanschetten um die Handgelenke tragen.

Um den Einsatz des Oberkörpers zu verstärken, kann auch mit Stöcken, ähnlich wie beim Skilanglauf, gewalkt werden. Die Stöcke geben dem Walker in unwegsamem profiliertem Gelände mehr Halt und entlasten zusätzlich die Knie- und Fußgelenke.

Trainingsaufbau für das Walking

Trainingswoche	1./2.	3./4.	5./6.	7./8.
Trainingshäufigkeit	2	2–3	3	4
Trainingsdauer (Minuten)				
▶ Aufwärmphase (Warm-up)	5	5–7	6–8	8–10
▶ Belastungsphase (Work-out)	15–20	20–30	30–40	40–60
▶ Abkühlphase (Cool-down)	3	3	4	5
Gesamtzeitaufwand (Minuten)	23–28	28–40	40–52	53–75

JOGGING

Laufen ist neben dem Gehen die natürlichste Fortbewegungsart, die schon in frühester Kindheit erprobt und automatisiert wird. Für vortrainierte Personen oder gut belastbare Patienten ist das Jogging, die moderate Form des Laufens, eine besonders effektive Sportart. Aufgrund der intensiven muskulären Beanspruchung werden Herz und Kreislauf wirkungsvoll trainiert und es wird gleichzeitig ein hoher Kalorienumsatz erzielt (s. Tab. S. 35). Darüber hinaus ist man, wie beim Walking, unabhängig von speziellen Sportstätten bzw. besonderer Ausrüstung und kann somit relativ preiswert seine Gesundheit fördern.
Allerdings ist beim Laufen die Überforderungs- und Verletzungsgefahr, insbesondere im Vergleich zum Walking, größer. Aus diesem Grund ist diese Sportart für Gesundheitssportler *als Einstieg* weniger geeignet. Auch bei Übergewicht oder orthopädischen Beeinträchtigungen ist Walking (geringere Gelenkbelastung) bzw. Radfahren oder Schwimmen (das Körpergewicht wird durch das Sportgerät bzw. das Medium Wasser getragen) die bessere Wahl.

Technik

Im Gegensatz zum Walker, bei dem immer ein Fuß den Boden berührt, befindet sich der Läufer bei jedem Schritt kurzzeitig in einer »Flugphase«, bei der beide Beine in der Luft sind. Dadurch resultiert die höhere Fortbewegungsgeschwindigkeit gegenüber dem Gehen, aber auch die höhere Druck- und Stoßbelastung.

Die folgenden fünf Technikelemente sollten beim Jogging beachtet werden:

1. Der Oberkörper sollte aufrecht und locker sein und nicht ins Hohlkreuz fallen.
2. Der Fuß sollte mit der Ferse aufsetzen, über die ganze Sohle abrollen und sich über den Vorfuß abdrücken (s. S. 45 Abb. 25 + 26).
3. Die Arme werden im Ellenbogen um ca. 90° gebeugt und schwingen gegengleich zu den Beinen locker mit. Um Verspannungen im Schulterbereich entgegenzuwirken, sollten Sie während des Laufens von Zeit zu Zeit die Arme ausschütteln.
4. Wählen Sie eine mittlere an die Geschwindigkeit sowie an die Beschaffenheit des Geländes angepasste Schrittlänge (ca. 90–110 cm).
5. Achten Sie auf einen gleichmäßigen ruhigen Atemrhythmus. Versuchen Sie zum Beispiel über 3–4 Schritte einzuatmen und über die nächsten 3–4 Schritte auszuatmen. Zählen Sie anfangs bei jeder Trainingseinheit einige Male mit, bis sich eine ökonomische Atmung eingestellt hat.

Dosierung

Ihr Lauftraining sollte zumindest in den ersten Wochen eher einem *leichten Traben* gleichkommen. Subjektiv sollten Sie sich wohl fühlen und gerade noch unterhalten können. Auch hier ist als Obergrenze eine Orientierung an

Abb. 24

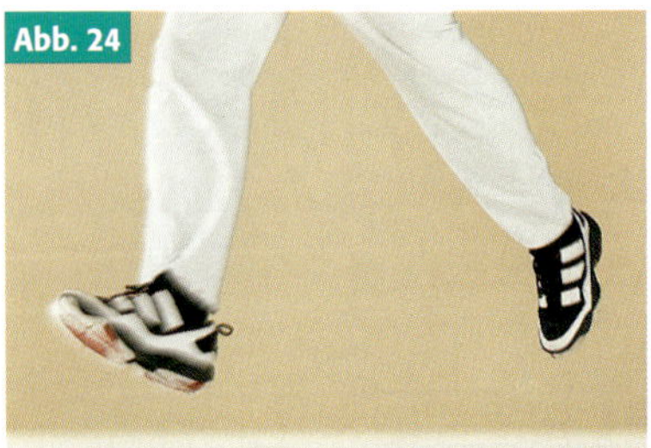

»Flugphase« beim Laufen

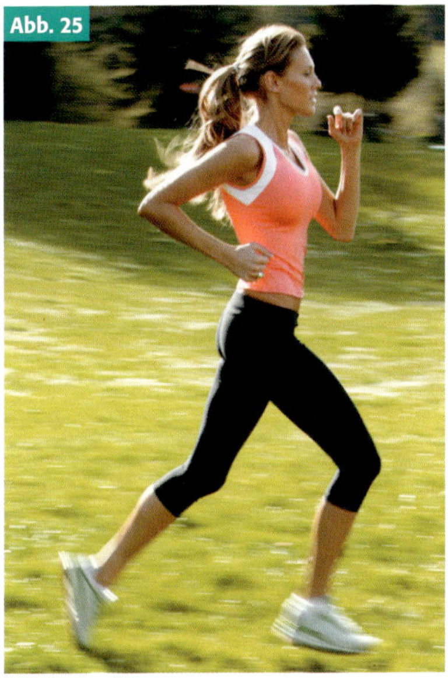
Abb. 25

Abstoßphase beim Laufen

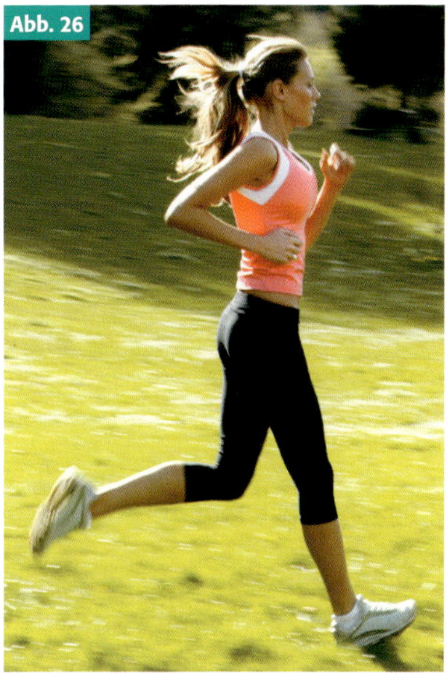
Abb. 26

Landephase beim Laufen

einer Herzfrequenz-Faustformel möglich, die etwas höher liegt als beim Walking:

200 minus Lebensalter

Sind Sie also beispielsweise 60 Jahre alt, so gilt als *oberer Intensitätsbereich* für ein bis zu 30–40-minütiges Lauftraining ein Puls von etwa 140 Schlägen pro Minute. Falls bei diesem Tempo keine Unterhaltung mehr möglich ist, sollten Sie einen um 5–10 % niedrigeren Trainingspuls wählen (bei diesem Beispiel also 125–130 Schläge/min). Genauere, individuelle Vorgaben für die Trainingsherzfrequenz sind anhand des *Walking-Tests* möglich (s. S. 39 und S. 94).

Trainingsaufbau

Aufwärmphase

Zu Beginn des Lauftrainings sollten Sie sich zunächst ca. 5–10 Minuten aufwärmen (s. Tab. 8). Dazu können Sie einige technische Übungselemente verwenden:

1. Starten Sie zunächst mit einem leichten Traben (1–2 Minuten). Variieren Sie dabei die Schrittlänge und -frequenz: kurze schnelle Schritte im Wechsel mit langen langsamen Schritten.
2. Variieren Sie im Weiteren den Armschwung: Arme locker mitpendeln lassen im Wechsel mit intensiv ausgeprägtem Schwingen der Arme (mehrfach hintereinander).
3. Nun wieder zu den Beinen: Knieheben (ca. 4-mal) bis Hüfthöhe und »Anfersen« (ca. 4-mal) im Wechsel (3–4-mal wiederholen).
4. Zuletzt wieder normales Traben mit Anheben und Fallenlassen der Schultern sowie Schulterkreisen in beide Richtungen.

Nach den technischen Übungselementen sollten Sie Ihr Aufwärmprogramm durch einige gezielte Dehnübungen ergänzen (Übung 1–9, S. 61ff.).

Belastungsphase

Zu Beginn sind 2 Trainingseinheiten, die 10–15 Minuten dauern, pro Woche ausreichend. Starten Sie zunächst mit 1–2-minütigen Intervallen, d.h., Sie joggen 1–2 Minuten und machen danach eine etwa einminütige Gehpause mit Lockerungsübungen für die Beine, Arme und Schultern. Dann starten Sie mit dem zweiten Intervall. So vermeiden Sie Überforderungssituationen. In der 3. und 4. Trainingswoche sollte der Umfang allmählich von 15 auf 20 und in der 5. und 6. Woche auf 30 Minuten erhöht werden. Ziel ist es, nach 7–8 Wochen Aufbautraining etwa 3-mal wöchentlich 30–45 Minuten kontinuierlich zu joggen (s. Tab. unten).

Abkühlphase

Am Ende des Trainings sollten Sie mit reduziertem Tempo einige Minuten »austraben« und die besonders beanspruchten Muskeln lockern und nachdehnen (s. S. 61).

Ausrüstung

Auch beim Joggen sind gute Laufschuhe das entscheidende Ausstattungskriterium. Sie leisten einen wichtigen Beitrag zur Entlastung von Muskeln und Gelenken. Durch eine gut aufgebaute Sohle oder spezielle Dämpfungssysteme (Luft, Gel u.Ä.) können Stöße, die beim Aufprallen des Fußes auf den Boden entstehen, aufgefangen werden. Wichtig ist, dass der Schuh gut passt (eher etwas größer wählen) und bequem ist. Besonders im Fersenbereich sollte er weich und gepolstert sein und nicht drücken, damit die Achillessehne nicht gereizt wird. Lassen Sie sich im Fachhandel beraten, welcher Schuh für Sie geeignet ist, und nehmen Sie sich ausreichend Zeit zum Anprobieren. Gute Fachgeschäfte haben häufig ein Laufband, auf dem Sie die Schuhe bei Belastung testen können. Bringen Sie gegebenenfalls einen alten Sportschuh mit ins Geschäft. Der Fachverkäufer erkennt vor allem an der Abnutzung der Sohle, auf welche Gesichtspunkte beim neuen Schuh zu achten sind.

RADFAHREN

Das Fahrradfahren ist ebenfalls eine hervorragend geeignete Ausdauersportart für ein Gesundheitstraining. Das Körpergewicht wird weitgehend durch das Sportgerät »getragen«, so dass die Gelenke beim Training weniger belastet werden. Dieser Aspekt ist insbesondere für solche Personen bedeutsam, die zu viele Pfunde auf die Waage bringen oder an Erkrankungen des Bewegungsapparates leiden.
Da beim Radfahren die eingesetzte Muskelmasse geringer ist als beim

Trainingsaufbau für das Jogging

Trainingswoche	1./2.	3./4.	5./6.	7./8.
Trainingshäufigkeit	2	2	2–3	3
Trainingsdauer (Minuten)				
▶ Aufwärmphase (Warm-up)	5	5–7	6–8	8–10
▶ Belastungsphase (Work-out)	10–15	15–20	20–30	30–45
▶ Abkühlphase (Cool-down)	3	3	4	5
Gesamtzeitaufwand (Minuten)	18–23	23–30	30–42	43–60

Laufen, sind der Pulsanstieg und der Kalorienverbrauch etwas niedriger. Zudem müssen Sie nicht, wie bei den anderen Ausdauersportarten, ständig aktiv sein – bei Bergabfahrten können Sie es sozusagen rollen lassen und haben dadurch eine Bewegungspause. Um einen mit den anderen Ausdauersportarten vergleichbaren Trainingseffekt zu erzielen, muss also ein höherer Trainingsumfang gewählt werden.

Technik

Ein technisch sauberes Radfahren zeichnet sich durch eine flüssige »runde« Tretbewegung aus. Diese wird dadurch erreicht, dass das Pedal nicht nur vorne nach unten gedrückt, sondern auch hinten nach oben gezogen und im oberen Bereich geschoben wird. Durch diesen Bewegungsablauf werden zusätzliche Muskelgruppen eingesetzt und somit der Kraftaufwand pro Pedalumdrehung auf verschiedene Bereiche verteilt.

Diese Technik ist allerdings nur durch eine »feste« Verbindung des Fußes mit dem Pedal möglich (Riemen- oder besser so genannte Klickpedale, die ähnlich einer Skibindung durch eine Drehbewegung die Verbindung lösen). Aber auch mit einem griffigen Pedal und einem profilierten Schuh können Sie durch Kippen des Fußes (zum Schieben und Ziehen) den Bereich der Kraftübertragung vergrößern.
Der Gang sollte so gewählt werden, dass eine relativ hohe Trittfrequenz (mindestens 60–70, besser 80–90 Umdrehungen pro Minute) eingehalten werden kann. Zählen Sie gelegentlich während des Fahrens, wie häufig Sie in die Pedale treten. Bei zu hohen Gängen ist der Tretwiderstand sehr groß, so dass eine erhöhte Kraftanstrengung erforderlich ist. Dadurch kann der Blutdruck unerwünscht hoch ansteigen. Zudem können die (Knie-)Gelenke überlastet werden. Falls es sehr stark bergauf geht, empfiehlt sich der so genannte Wiegetritt.

Abb. 27

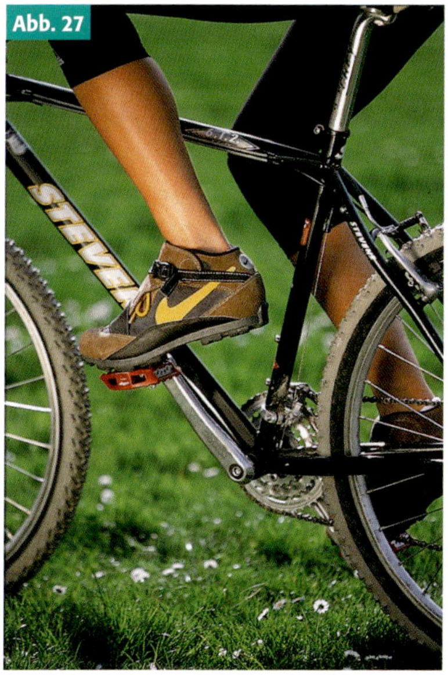

»Drücken« beim Radfahren

Abb. 28

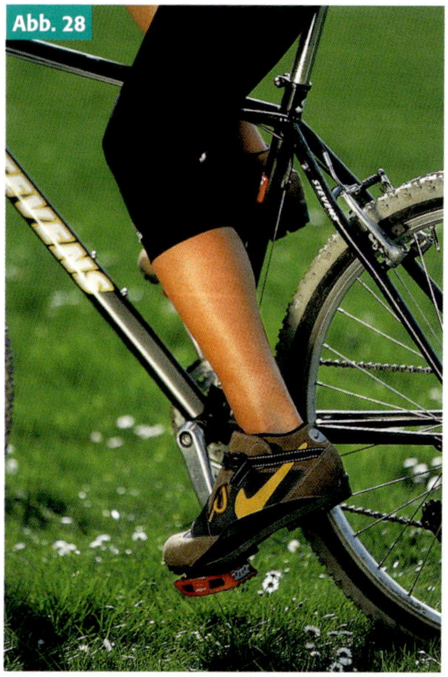

»Ziehen« beim Radfahren

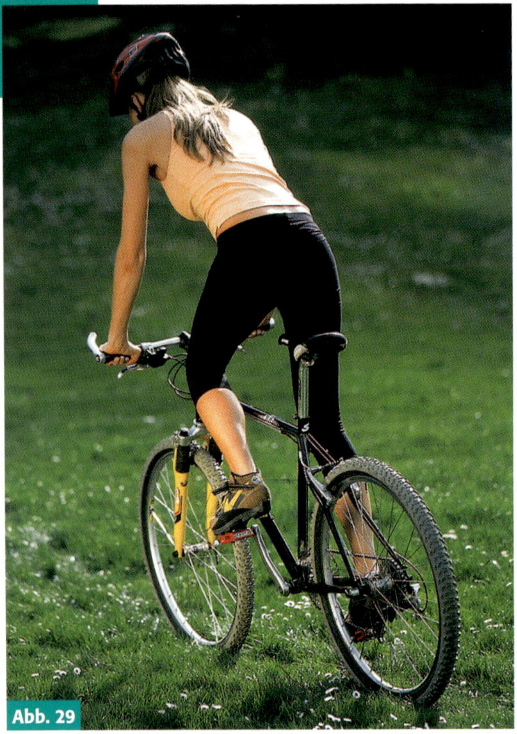
Abb. 29

Wiegetritt

Dabei geht man aus dem Sattel – man steht sozusagen in den Pedalen und unterstützt jeden Tritt mit dem Körpergewicht. Wenn Sie die Technik gut beherrschen, wird die Fortbewegung erleichtert. Um den Wiegetritt zu üben, sollten Sie häufig kurzzeitig aus der sitzenden in die stehende Position wechseln, ohne die Geschwindigkeit zu verändern.

Eine gute Fahrtechnik dient der eigenen Sicherheit. Insbesondere wenn Sie schon länger nicht mehr im Sattel gesessen haben, sollten Sie auf einem freien Parkplatz oder einer unbefahrenen Straße die folgenden Manöver üben:

- Geradeausfahren, z.B. auf einer schmalen Linie
- Kurven fahren mit unterschiedlichen Radien und Wenden auf engem Raum mit dem inneren Pedal auf dem höchsten Punkt
- Einhändig fahren mit Zurückschauen, Schalten oder Richtungsanzeige (Abbiegen im Straßenverkehr)
- Bremsen, kontrolliert und dosiert mit Vorder- und Rückbremse gleichzeitig vor einer Begrenzungslinie
- Anfahren und Absteigen am Berg oder auf unterschiedlichem Untergrund

Dosierung

Beim Radfahren ist der Kraftaufwand etwas höher als beim Laufen. Der Blutdruck steigt daher etwas mehr an, selbst wenn mit gleicher Intensität trainiert wird. Hügeliges Gelände und Anstiege können zu erheblichen Belastungsspitzen führen, die sich nur zum Teil durch Herunterschalten in einen kleineren Gang kompensieren lassen. Herzpatienten sollten deshalb eher flaches bis leicht hügeliges Gelände bevorzugen. Andererseits kann bei rei-

Trainingsaufbau für das Fahrradfahren

Trainingswoche	1./2.	3./4.	5./6.	7./8.
Trainingshäufigkeit	2	2	2–3	3
Trainingsdauer (Minuten) ▶ Aufwärmphase (Warm-up) ▶ Belastungsphase (Work-out) ▶ Abkühlphase (Cool-down)	 5 20–30 3	 5–6 30–40 4	 6–7 40–60 5	 7–8 60–90 5–6
Gesamtzeitaufwand (Minuten)	28–38	39–50	51–72	72–104

nen »Spazierfahrten«, je nach Leistungsfähigkeit, die Intensität auch zu niedrig liegen, so dass es zu keinen Anpassungserscheinungen des Herz-Kreislauf-Systems kommt.
Für Herz-Kreislauf-Gesunde gilt beim Radfahren die Faustformel:

180 minus Lebensalter

Bei längeren Touren oberhalb einer Stunde dient diese Pulsfrequenzempfehlung vor allem als Überlastungsschutz. Durch den hohen Trainingsumfang und die gleichzeitig intervallartige Belastung (bedingt durch das Geländeprofil) wird der Puls häufiger auch etwa 5–10 % unterhalb der Faustformelvorgabe bleiben.
Bei ausgedehnten Fahrten von mehreren Stunden sollten Sie unbedingt auf eine entsprechende Flüssigkeitszufuhr (große Trinkflasche am Fahrrad) achten (s. S. 29).

Trainingsaufbau

Aufwärmphase

Vor Beginn des Trainings sollten Sie sich durch einige Lockerungs- und Dehnübungen aufwärmen (s. S. 61 ff.). Starten Sie danach zunächst mit gemächlichem Tempo (hohe Trittfrequenz, wenig Krafteinsatz) und steigern Sie erst nach und nach langsam die Intensität, bis Sie Ihren idealen Trainingsbereich erreicht haben.

Belastungsphase

In den ersten beiden Wochen sind pro Trainingseinheit 20–30 Minuten 2-mal pro Woche ausreichend. In der 3. und 4. Trainingswoche sollte der Umfang allmählich von 30 auf 40 und in der 5. und 6. Woche auf 40 bis 60 Minuten erhöht werden. Ziel ist es, nach 7 bis 8 Wochen Aufbautraining etwa 3-mal pro Woche 60–90 Minuten Rad zu fahren (s. Tab. S. 48).

Abkühlphase

Am Ende des Trainings sollten Sie einige Minuten mit gemächlichem Tempo ausradeln und danach die Beinmuskulatur, aber auch den Schulter- und Nackenbereich lockern und nachdehnen.

Ausrüstung und Justierung

Bezieht sich beim Walking und Jogging bezüglich der Ausrüstung das Hauptaugenmerk auf den Sportschuh, so ist beim Radfahren doch ein höherer Ausstattungsaufwand notwendig. Ein qualitativ hochwertiges und in der Rahmengröße auf Sie abgestimmtes Fahrrad, das auch für Waldwege geeignet ist, erhöht den Fahrspaß und die Sicherheit und damit die Motivation, die Sportart regelmäßig und dauerhaft zu betreiben. Sie sollten in jedem Fall auf eine großzügige Übersetzung (mindestens 7-Gangschaltung) achten, damit Sie auch bei einem Anstieg nicht gleich aus der Puste kommen. Eine gute Federung, zumindest an der Vordergabel, erhöht deutlich den Fahrkomfort.
Bevor es losgeht, sollten Sie zunächst Lenker- und Sattel richtig einstellen (lassen). Der Höhenunterschied zwischen Lenker und Sattel hängt vom Fahrradtyp und von der Fahrweise ab. Je sportlicher das Rad und je flotter der Fahrstil ist, desto niedriger ist in der Regel der Lenker eingestellt. Dies kann jedoch zu Rückenbeschwerden führen. Eine aufrechtere Fahrweise wird als angenehmer empfunden, vergrößert aber den Luftwiderstand, so dass Sie bei gleichem Kraftaufwand langsamer vorankommen. Der ideale Kompromiss aus bequemer und rückengerechter Sitzposition und einem sportlichen

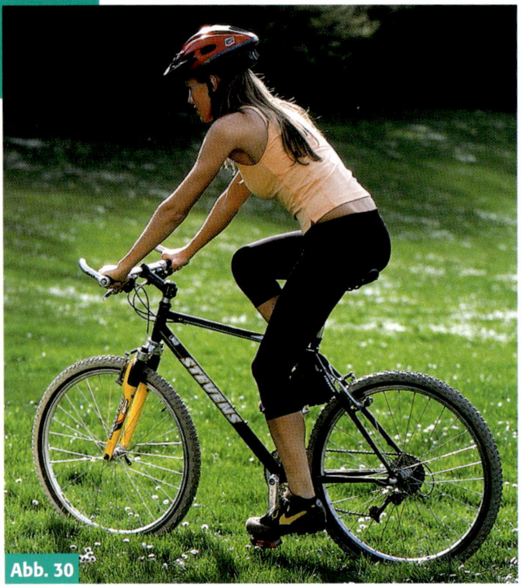

Abb. 30

Günstige Sitzposition

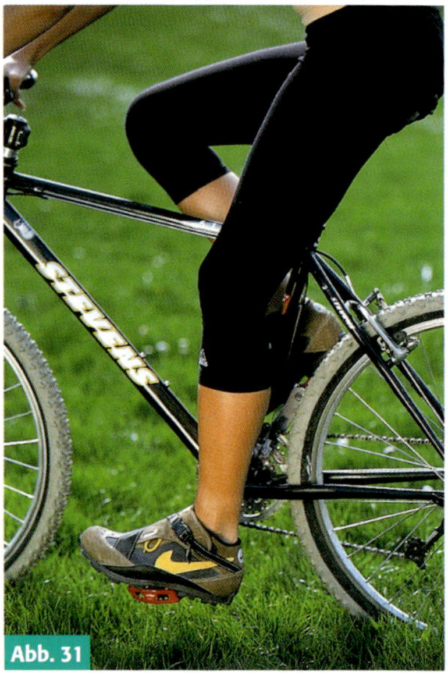

Abb. 31

Justierung der Sattelhöhe

Fahrstil mit zusätzlichem Einsatz der Arm-, Schulter- und Rumpfmuskulatur ist ein um etwa 30–45° nach vorne geneigter Oberkörper (s. Abb. 30).
Die Sattelhöhe ist dann richtig eingestellt, wenn bei der tiefsten Pedalstellung die Ferse auf dem Pedal aufsetzt und das Knie locker durchgestreckt werden kann (s. Abb. 31).
Auch die Kleidung spielt gerade beim Radfahren eine große Rolle. Für alle, die sich regelmäßig auf den Sattel schwingen, ist eine Radhose mit gepolstertem Einsatz empfehlenswert, da so Sitzbeschwerden vorgebeugt wird. Sinnvoll ist auch ein Trikot aus speziellen Kunstfasern, das den Schweiß aufnimmt, aber auch schnell wieder nach außen abgibt, so dass die Kleidung nicht nass am Körper klebt wie etwa Baumwollgewebe. Wählen Sie ruhig auffällige Farben, dann werden Sie im Straßenverkehr besser gesehen. Wer regelmäßig radelt, ist auch mit Radhandschuhen gut bedient; sie beugen Druckbeschwerden vor und verhindern Hautabschürfungen bei einem möglichen Sturz. Eine spezielle Fahrradbrille mit UV-Filter schützt die Augen vor Sonnenstrahlen und Verletzungen durch Insektenflug oder Rollsplitt. Nicht zuletzt sollten Sie von Anfang an mit einem geprüften Helm fahren.

FAHRRADERGOMETER (Heimtrainer)

Eine Alternative oder besser Ergänzung zum Radfahren ist das Training auf einem Fahrradergometer. Ein Vorteil insbesondere für Patienten mit Herz-Kreislauf-Erkrankungen ist, dass das Ergometertraining leichter dosierbar ist und im Vergleich zum Radfahren keine koordinativen Anforderungen stellt. Die Intensitätssteuerung über die Herzfrequenz ist identisch wie beim Radfahren und erfolgt wie auf Seite 49 beschrieben. Im Unterschied zum Radfahren muss man

auf dem Heimtrainer ununterbrochen aktiv sein, so dass sich die erforderlichen Trainingszeiten verkürzen. Sie entsprechen deshalb den Vorgaben vom Walking (s. S. 43).
Weitere Vorteile sind die Unabhängigkeit von Wetter und Verkehrsinfrastruktur.
Ein wesentlicher Nachteil liegt in der Monotonie, die durch optische und akustische Reize wie Fernsehen oder Musikhören etwas abgemildert werden kann. Dem stehen der hohe Erlebniswert des Radfahrens an der frischen Luft, in abwechslungsreicher Landschaft (eventuell auch innerhalb einer Gruppe) sowie der gleichzeitige »Nutzwert« als alternatives Verkehrsmittel gegenüber. Ein in der Praxis bewährter Kompromiss ist das zum Radfahren ergänzende Fahrradergometer-Training insbesondere in der kalten Jahreszeit bzw. wenn es relativ früh dunkel wird.

Abb. 32

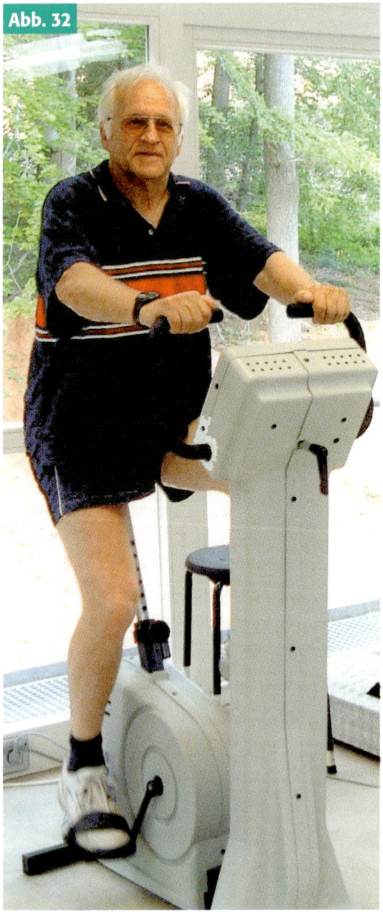

Training auf dem Fahrradergometer

SCHWIMMEN

Das Schwimmen bzw. neuere Bewegungsformen im Wasser wie das Aqua-Jogging haben in der Prävention und Rehabilitation von Herz-Kreislauf-Erkrankungen ebenfalls einen hohen Stellenwert.
Durch den Auftrieb des Wassers ist ein Herz-Kreislauf-Training nahezu ohne Gelenkbelastung möglich. Dies ist insbesondere für Gesundheitssportler mit Übergewicht oder stärkeren orthopädischen Einschränkungen von besonderer Bedeutung.
Aufgrund des Wasserdrucks treten allerdings bei Herzpatienten häufiger Rhythmusstörungen auf als beim Laufen oder Radfahren. Für Herz-Kreislauf-Gesunde und gut belastbare Herzpatienten ohne gefährliche Rhythmusstörungen ist das Training im Wasser jedoch ein ideales Gesundheitstraining.

Technik

Das Brustschwimmen ist im Freizeit- und Breitensport der gebräuchlichste Schwimmstil.
Die Technik wird meist insoweit beherrscht, dass im Vergleich zu anderen Schwimmstilen (Kraul-, Rückenkraul- oder Delphinschwimmen) längere Belastungsintervalle möglich sind. Normalerweise wird am Ende des Armzuges während der höchsten Stellung

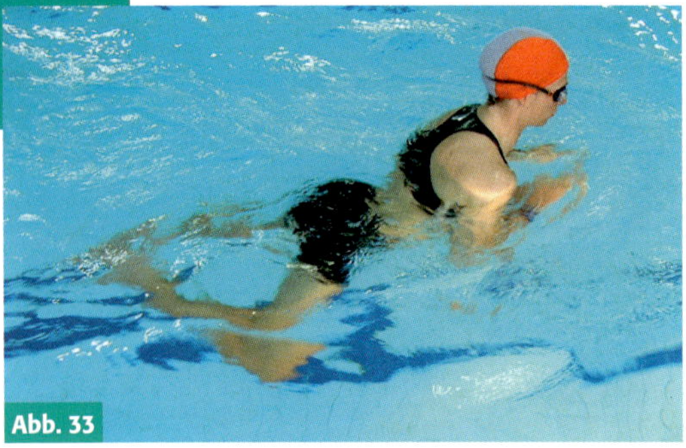
Abb. 33

Einatmung beim Brustschwimmen

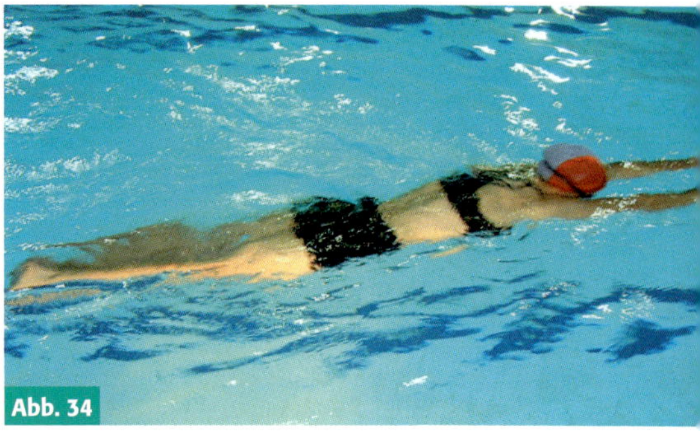
Abb. 34

Ausatmung

von Kopf und Schultern eingeatmet (s. Abb. 33) und während der Streckung des Körpers (Gleitphase) ins Wasser ausgeatmet (Gesicht bzw. Kopf im Wasser, s. Abb. 34).
Bleibt der Kopf allerdings beim Ein- und Ausatmen ständig über der Wasseroberfläche, kann es zu Verspannungen der Nacken- und Rückenmuskulatur kommen (s. Abb. 35).
Deshalb wird aus orthopädischer Sicht für Gesundheitssportler meistens das Rückenschwimmen empfohlen. Hierbei treten allerdings Orientierungsschwierigkeiten (Beckenrand, Mitschwimmer u.Ä.), insbesondere im alltäglichen Schwimmbetrieb, sowie vermehrt technische Probleme (Rückenkraulstil) auf. Dadurch wird häufig durch diesen Schwimmstil die notwendige Mindestintensität oder -dauer, um einen Trainingseffekt am Herz-Kreislauf-System zu erzielen, *nicht* erreicht. Für den Einsteiger, der das Brustschwimmen bevorzugt, bietet sich hier als Kompromiss zwischen technischer Realisierbarkeit und Entlastung der Wirbelsäule folgende Empfehlung an:

- Nach jeweils 4–6 zügigen Bahnen (100–150 m) Brustschwimmen eine lockere Bahn – sozusagen als aktive Pause – auf dem Rücken schwimmen, z.B. in »altdeutschem« Stil (Brustschwimmtechnik in Rückenlage) oder nur den »Brustbeinschlag« verwenden und den Körper mit den Armen lediglich in Hüfthöhe stabilisieren (s. Abb. 36).

Mit dem folgenden Tipp können Sie zudem beim Brustschwimmen Nackenbeschwerden vermeiden und Ihre Technik verbessern:

- Wenn es Ihnen (noch) nicht gelingt, während der Gleitphase mit dem Gesicht einzutauchen und ins Wasser auszuatmen, versuchen Sie dennoch den Kopf nicht *bewegungslos* über Wasser zu halten, sondern ziehen Sie das Kinn jeweils während der Gleitphase 4–5 Zentimeter in Richtung Brust. Durch diese ständige leichte Streck- und Beugebewegung (ohne Eintauchen des Kopfes) können Verspannungen der Nackenmuskulatur weitgehend vermieden werden (s. Abb. 37 + 38).

Günstiger ist allerdings das Ausatmen ins Wasser. Dadurch wird während des Ausatmens (Gleitphase) der ganze Körper vom Wasser getragen. Außerdem kommen Sie aufgrund der verbesserten (flacheren) Wasserlage zügiger voran.

Dosierung

Zur Überprüfung der richtigen Intensität ist auch hier die Pulskontrolle ein probates Mittel. Die Herzfrequenz ist im Wasser etwas niedriger als bei den anderen Ausdauersportarten. Hier gilt als Faustformel für die obere Trainingsintensität:

170 minus Lebensalter

Messen Sie anfänglich nach jedem Belastungsintervall (s. u.) den Puls und korrigieren Sie Ihr Tempo, bis Sie ein Gefühl für die richtige Intensität gefunden haben.

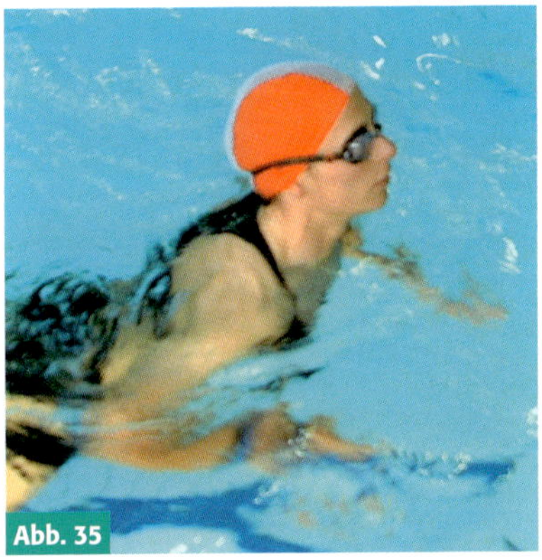

Abb. 35

Ungünstige Kopfhaltung beim Brustschwimmen

Trainingsaufbau

Aufwärmphase

Zunächst sollten Sie sich einige Minuten (anfangs ca. 5, nach einigen Trainingswochen ca. 8 Minuten) locker einschwimmen, um den Kreislauf langsam auf die Gegebenheiten im Wasser und an die Belastung einzustimmen (s. Tab. S. 54). Lockern und dehnen Sie am Ende der Aufwärmphase vor allem die Schulter- und Nackenmuskulatur (Übung 5–9, S. 63 ff.).

Belastungsphase

In den ersten beiden Wochen sind 2 wöchentliche Trainingseinheiten von je 20 Minuten ausreichend. Versuchen Sie zunächst 5 Minuten am Stück zu schwimmen (ca. 100–150 m, je nach Leistungsfähigkeit), machen Sie dann eine kurze Pause (ca. 1–2 Minuten) mit einigen Lockerungsübungen und starten Sie dann das zweite 5-minütige Intervall. Verlängern Sie während der nächsten Trainingseinheiten die Intervalldauer (z. B. 2-mal 10 Minuten, bis Sie 20 Minuten ohne Unterbrechung schwimmen können). In der 3. und 4. Trainingswoche sollte der Umfang allmählich von 20 auf 30 und in der 5. und 6. Woche auf 30–40 Minuten

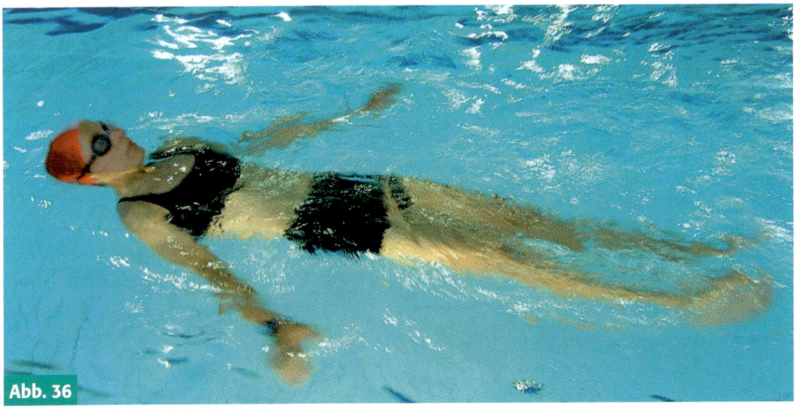

Abb. 36

»Altdeutsches« Rückenschwimmen

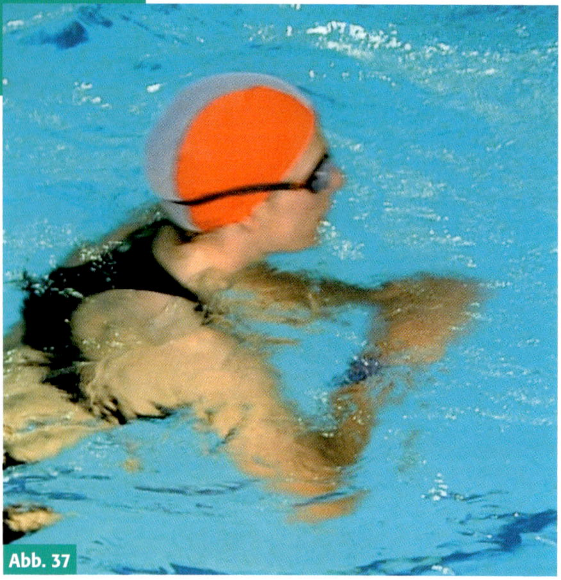

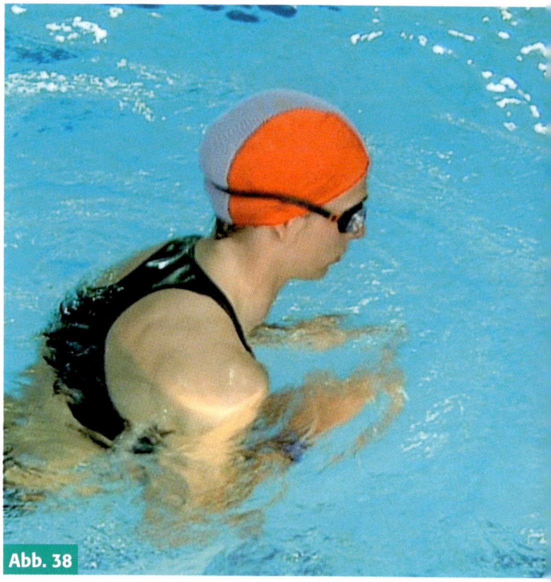

Kopfbewegung beim Brustschwimmen, Einatmung

Ausatmung

erhöht werden. Ziel ist es, nach 7–8 Wochen Aufbautraining 3-mal pro Woche ca. 40–60 Minuten kontinuierlich zu schwimmen (s. Tab. unten).

Abkühlphase

Am Ende des Trainings sollten Sie einige Minuten mit reduzierter Intensität »ausschwimmen« und danach die hauptsächlich beanspruchten Muskeln lockern und gegebenenfalls nachdehnen.

Ausrüstung

Empfehlenswert beim Training im Wasser ist neben gut sitzender Badebekleidung eine Schwimmbrille, die die Augen vor in Schwimmbädern verwendeten Desinfektionsmitteln schützt und eine gute Sicht unter Wasser ermöglicht.

Außerdem können so genannte Schwimm- und Auftriebshilfen (Schwimmbretter, -handschuhe, -flossen, etc.) sinnvoll sein. Sie dienen entweder als Lernhilfe, um gezielte Bewegungsabläufe eines Schwimmstils zu üben oder werden als Trainingsmittel eingesetzt, um beispielsweise einen höheren Krafteinsatz oder eine höhere Schwimmgeschwindigkeit (verbesserte Wasserlage) zu erzielen.

Trainingsaufbau für das Schwimmen

Trainingswoche	1./2.	3./4.	5./6.	7./8.
Trainingshäufigkeit	2	2	2–3	3
Trainingsdauer (Minuten)				
▶ Aufwärmphase (Warm-up)	5	5–6	6–7	7–8
▶ Belastungsphase (Work-out)	20	20–30	30–40	40–60
▶ Abkühlphase (Cool-down)	3	4	5	5–6
Gesamtzeitaufwand (Minuten)	28	29–40	41–52	52–74

INLINE-SKATING

Fun-Sportarten wie das Inline-Skaten sind motivational von hoher Bedeutung. Diese Bewegungsform zieht mittlerweile viele Menschen in ihren Bann und hat sich zu einer fest etablierten Sportart entwickelt. Das Fortbewegen auf Rollen kann man wohl am besten mit einem gleitenden Gehen oder Laufen vergleichen und ist dem Schlittschuhlaufen, aber auch dem Skilanglauf (Skating-Technik) sehr ähnlich. Durch die Gleitbewegung minimieren sich zwar die Stoßbelastungen, die beim Laufen auftreten, deutlich. Allerdings erhöht sich aufgrund des koordinativen Anspruches die Sturz- und Verletzungsgefahr erheblich, so dass entsprechende Schutzausrüstung unverzichtbar ist (s. *Ausrüstung* S. 56f.).
Für Herzpatienten (insbesondere bei der Einnahme von blutverdünnenden Medikamenten, s. S. 27) ist diese Belastungsform aufgrund des erhöhten Unfallrisikos und möglicher physischer und psychischer Belastungsspitzen zum Beispiel bei Abfahrten bzw. Brems- oder Ausweichmanövern *nicht* zu empfehlen.
Für gut belastbare Gesundheitssportler jedoch (Einstiegsalter bis 50 Jahre) ist das Inline-Skaten *nach entsprechender Anleitung* eine hoch motivierende empfehlenswerte Sportart.

Technik

Im Gegensatz zu den bisherigen Sportarten bzw. Bewegungsformen, die in der Regel von Kindesalter an zumindest in der Grundform erlernt wurden, sind beim Inline-Skaten die technisch-koordinativen Anforderungen relativ hoch. Deshalb ist zum Erlernen der Fahrtechniken (u.a. Vorwärts- und Kurvenlaufen, Bremsen, richtiges Fallen und Aufstehen) die Anleitung durch einen qualifizierten Instruktor zu empfehlen.

Abb. 39

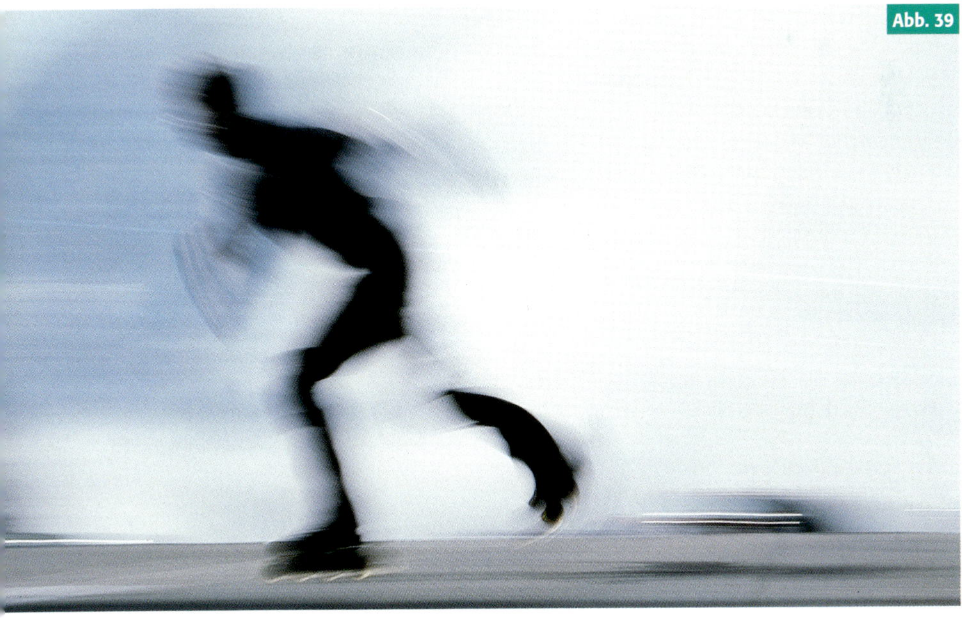

Inline-Skaten erfreut sich auch bei Erwachsenen großer Beliebtheit.

Dosierung

Erst wenn die Grundtechniken eingeübt sind, können Sie mit einem gezieltem Herz-Kreislauf-Training beginnen. Am besten eignet sich für dieses Training ein ebener, ca. 5–10 Kilometer langer asphaltierter Weg – möglichst ohne Autoverkehr.
Der obere Intensitätsbereich kann auch hier über eine Herzfrequenz-Faustformel abgegrenzt werden:

190 minus Lebensalter

Falls Sie sich bei dieser Intensität nicht mehr unterhalten können bzw. »aus der Puste« geraten, sollten Sie, wie schon beim Lauftraining empfohlen, einen um 5–10% niedrigeren Trainingspuls wählen.

Trainingsaufbau

Aufwärmphase

Zu Beginn des Trainings sollten Sie sich zunächst, als Einsteiger besser *ohne* Inline-Skates, 5–8 Minuten aufwärmen. Dazu können Sie die gleichen Inhalte (Trab-, Laufvariationen und Dehnübungen) wie beim Jogging verwenden (s. S. 45f.). Starten Sie danach das Training auf Inline-Skates mit gemächlichem Tempo und steigern Sie erst nach und nach langsam die Intensität, bis Sie Ihren idealen Trainingsbereich erreicht haben.

Wenn Sie nach einigen Wochen die Fahrtechnik sicherer beherrschen, ist von Beginn an ein Warm-up mit den Inline-Skates (nach vorangegangenem Dehnen und Mobilisieren) möglich.

Belastungsphase

In den ersten beiden Trainingswochen (nachdem die Grundtechniken eingeübt sind!) ist eine Belastungsphase von 20 Minuten 2-mal pro Woche ausreichend. Starten Sie zunächst mit 5-minütigen Intervallen, d.h., Sie fahren 5 Minuten mit Tempo und rollen danach etwa eine Minute mit niedriger Intensität und lockern dabei Beine, Arme und Schultern. Dann starten Sie mit dem zweiten Intervall usw. In der 3. und 4. Trainingswoche sollte der Umfang allmählich von 20 auf 30 und in der 5. und 6. Woche auf 45 Minuten erhöht werden. Ziel ist es, nach 7–8 Wochen Aufbautraining etwa 3-mal wöchentlich ca. 45–60 Minuten kontinuierlich zu skaten (s. Tab. unten).

Abkühlphase

Nach dem Training sollten Sie einige Minuten mit reduzierter Intensität ausrollen und danach (ohne Skates) die hauptsächlich beanspruchten Muskeln lockern und nachdehnen (s. S. 61ff.).

Ausrüstung

Neben gut sitzenden und auf das Leistungsniveau abgestimmten Inline-

Trainingsaufbau für das Inline-Skaten

Trainingswoche	1./2.	3./4.	5./6.	7./8.
Trainingshäufigkeit	2	2	2–3	3
Trainingsdauer (Minuten)				
▸ Aufwärmphase (Warm-up)	5	5–6	6–7	7–8
▸ Belastungsphase (Work-out)	20	20–30	30–45	45–60
▸ Abkühlphase (Cool-down)	3	4	5	6
Gesamtzeitaufwand (Minuten)	28	29–40	41–57	58–74

Skate-Schuhen (Beratung durch einen qualifizierten Fachhändler erforderlich!) ist eine Schutzausrüstung, bestehend aus Knie-, Ellbogen- und Handgelenkschützern sowie einem Helm, für das Training unverzichtbar.

SPORTSPIELE

Die Eignung verschiedener Spiele

Sportspiele stellen ein komplexes Bewegungstraining dar. Abhängig von der zu leistenden Laufarbeit wird bei den Spielen – ähnlich wie bei den klassischen Ausdauersportarten – auch der »Motor« trainiert und ein entsprechend hoher Energieumsatz (s. Tab. S. 35) erzielt.
So genannte *Zielschussspiele* (u. a. Basketball, Handball, Fußball) oder *Rückschlagspiele* (u. a. Badminton, Squash, Tennis) sind recht laufintensiv. Allerdings entstehen dabei leicht Überforderungssituationen, da sowohl physische (Sprints) als auch psychische Belastungsspitzen (Wettkampf) zusammentreffen können. Der vom Spielverlauf abhängige intervallartige Belastungscharakter erschwert die Dosier- und Kontrollierbarkeit. Außerdem besteht durch Körperkontakt und körperlichen Einsatz eine relativ hohe Verletzungsgefahr.

Aus diesem Grund sind Zielschussspiele nach Wettkampfregeln für Herzpatienten ungeeignet.

Da bei den so genannten Mannschaftsrückschlagspielen wie Volleyball, Prell- oder Faustball in der Regel kein Körperkontakt zwischen den Spielern entsteht, sind Unfälle und aufgrund der geringen Laufarbeit auch Überforderungssituationen seltener, als bei den Zielschussspielen. Diese Spielformen sind deshalb für Herzpatienten geeigneter. Zusätzliche Regelanpassungen – z. B. der Ball darf beim Volleyball zwischen jeder Spielhandlung einmal den Boden berühren – fördern den Spielfluss und ermöglichen auch technisch weniger geübten Personen den Zugang zum Spiel.
Die (Einzel- bzw. Doppel-)Rückschlagspiele, wie z. B. Badminton, sind laufintensiver und haben dennoch ein vergleichsweise niedriges Verletzungsrisiko. Zudem haben viele Menschen bereits Erfahrungen mit dem Federballspiel, was die Durchführung ohne lange Vorübungen erleichtert (s. Abb. 40).

Dosierung

Grundsätzlich gelten bei den Laufspielen die gleichen Dosierungsempfehlungen wie beim Jogging (s. S. 44). Da die

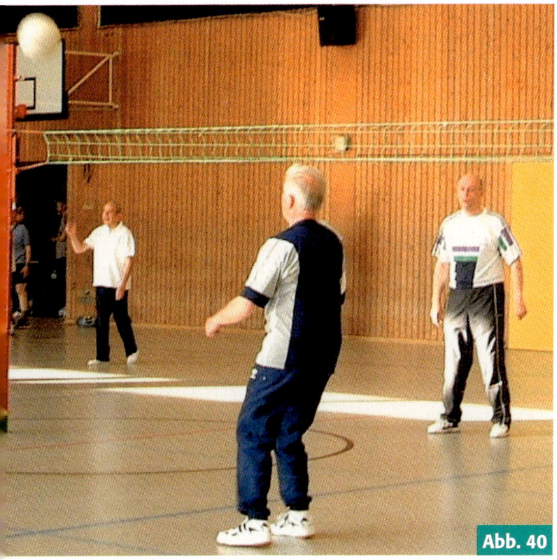

Abb. 40
Herzpatienten beim Volleyball

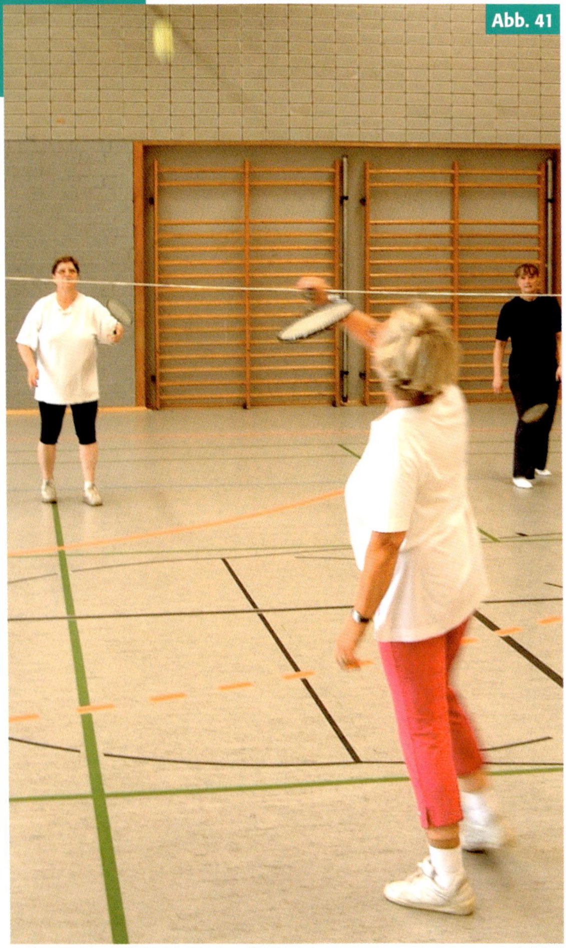

Abb. 41 Gesundheitssportler beim Badminton

Einhaltung dieser Vorgaben stark vom Spielcharakter und -verlauf abhängig und die Kontrollierbarkeit schwieriger ist als bei reinen Ausdauersportarten, sind meist entsprechende *Spielmodifikationen* notwendig (insbesondere bei Herzpatienten!), um die Überlastungs- und Verletzungsgefahr zu reduzieren.

Geeignete Spielgeräte

Die Verwendung eines leichteren weicheren Balles (Volley- oder Zeitlupenball statt Basket- oder Fußball) verringert beispielsweise den Kraftaufwand und die Verletzungsgefahr.

Reduktion der Laufbelastung

Spielen beide Mannschaften zum Beispiel nur auf *ein* Tor oder *einen* Korb (Wechsel zwischen Angriff und Abwehr nach Vereinbarung), entfällt das Laufen über das ganze Spielfeld – die Belastung reduziert sich erheblich und so genannte Schnellangriffe (= Sprints über das ganze Spielfeld) werden vermieden.

Verringertes Spieltempo

Ergänzende Spielregeln, wie »Jeder Spieler muss einmal in Ballbesitz gewesen sein, bevor auf den Korb geworfen (Basketball) oder ins gegnerische Feld geschlagen werden darf (Volleyball, Prellball)«, verringern das Spieltempo und reduzieren gleichzeitig Alleingänge – fördern also das »Spielen miteinander«.

Zusatzpausen

Zusätzliche Pausen führen während hitziger intensiver Spielphasen wieder zur Beruhigung und können beispielsweise zu einer Pulskontrolle genutzt werden.

Koordinative Trainingseffekte

Neben der Kondition werden bei den Spielen aber auch die koordinativen Fähigkeiten (s. S. 76) gefordert. Durch die ständig wechselnden Spielsituationen werden Wahrnehmungs- und Orientierungsvermögen, aber auch Gleichgewichts- und Reaktionsfähigkeit geschult. Die dadurch erhöhte Bewegungssicherheit verringert die Sturz- bzw. Verletzungsgefahr beim Sport, aber auch in alltäglichen Situationen!

Psycho-soziale Wirkungen

Sportspiele sind grundsätzlich nur mit Partner bzw. in der Gruppe durchführbar, besitzen aber gerade aus diesem Grund einen besonderen Reiz. Das miteinander Spielen, das Messen mit anderen verursacht Spaß, Spannung bzw. Nervenkitzel und lenkt von der körperlichen Anstrengung, aber auch von alltäglichen Problemen ab. Aggressionen werden sozusagen spielerisch abgebaut. Durch dieses Abreagieren und wegen des hohen Spaßfaktors besitzen Sportspiele einen stark entspannenden und motivierenden Charakter, v. a. wenn *das Miteinander und weniger das Gegeneinander* in den Mittelpunkt rückt.
Das Gelingen einer Spielaktion steht dabei didaktisch vor dem Gewinnen. Das Erlebnis insbesondere durch das Zusammenwirken in der Gruppe einen gemeinsamen Erfolg zu erlangen – beispielsweise in Form eines taktisch klugen Ballwechsels – trägt maßgeblich zur Freude am Spielen bei. Das Zählen der Punkte, Tore, Körbe etc. kann die Spannung und das Erfolgserlebnis noch verstärken. Es sollte aber kein vordergründiger Wettkampfcharakter entstehen, da sonst die Lockerheit im Spiel und der entspannende Effekt verloren gehen.
Zusammenfassend können folgende psychisch-sozialen Effekte durch Spiele bzw. Spielformen erreicht werden:

- Abschalten und Loslassen → Entspannung.
- Spaß und Freude → Motivation.
- Gemeinsames Erleben und Bewältigen/Kommunikation → Gruppendynamik.

Werden Spiele bzw. Spielformen auf die Teilnehmer abgestimmt und entsprechend der Zielsetzung des Trainings ausgewählt, sind sie von hohem Nutzen und stellen eine wertvolle Bereicherung für jedes gesundheitsorientierte Bewegungsprogramm dar.
Weitere Informationen zu den Sportspielen erhalten Sie unter den angegeben Internet-Adressen zur Sportpraxis auf S. 95.

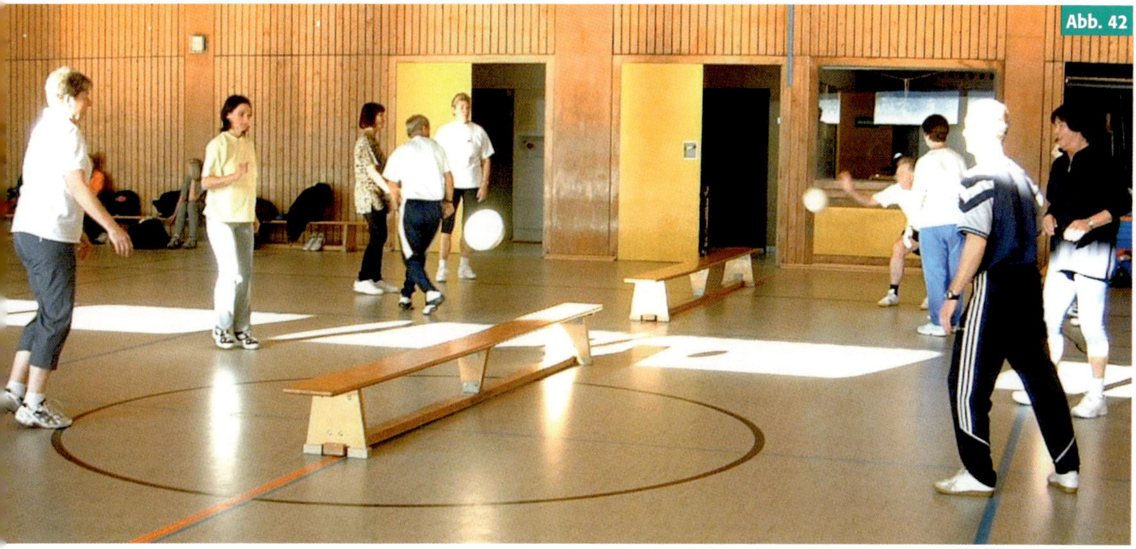

Abb. 42

Gesundheitssportler beim Prellball

Pflegehinweise für die »Karosserie«

Mobil und kräftig

Ein gewisses Maß an Beweglichkeit ist im Alltag und bei körperlicher Aktivität unverzichtbar. Eine elastische und entspannte Muskulatur wird besser durchblutet und erleichtert sportliche, aber auch alltägliche Anforderungen, beginnend beim morgendlichen Ankleiden bis zur Haus- und Gartenarbeit. Mobilisations- und Dehnübungen im Rahmen eines Aufwärmprogramms helfen muskuläre Verspannungen und Beschwerden zu vermeiden. Eine kräftige Muskulatur schützt zum einen Knochen und Gelenke, zum anderen wird beispielsweise beim alltäglichen Heben und Tragen (z.B. Einkaufen) das Herz-Kreislauf-System weniger belastet. Außerdem wird nicht nur durch das Training selbst, sondern auch durch die im Laufe der Zeit zunehmende Muskelmasse der Kalorienverbrauch erhöht. Bei einem mobilisierenden und kräftigenden Trainingsprogramm sollte bei Herz-Kreislauf- bzw. Bluthochdruck-Patienten, aber auch bei untrainierten Gesundheitssportlern in fortgeschrittenem Alter die Körperposition beachtet werden. Bei Mobilisations- und Kräftigungsübungen sollte der Kopf bzw. Oberkörper möglichst nicht tiefer als die Beine positioniert werden, um ungünstige Blutvolumenverschiebungen zu vermeiden (s. Abb. 43–46). Außerdem sollte die Atmung nicht behindert und Pressatmung vermieden werden (s. S. 67, Abb. 58).
Im Folgenden werden einige *weniger geeignete* Mobilisations- und Kräftigungsübungen für Herz-Kreislauf-Patienten und ältere Gesundheitssportler aufgeführt.

- Bestimmte Yogaübungen wie die Kerze, Knie-Stirn-Haltung, Vierbeiner
- Bestimmte Kraftübungen wie Aufrichten am Schrägbrett (an der Wand), Rumpfaufrichten am Kasten
- Hand-, Kopfstand, Brücke oder Schubkarre

Mobilisieren und Dehnen

Das folgende Übungsprogramm sollten Sie im Rahmen des Aufwärmprogramms und beim Cool-down (s. gesonderte Hinweise bei den jeweiligen

Abb. 43
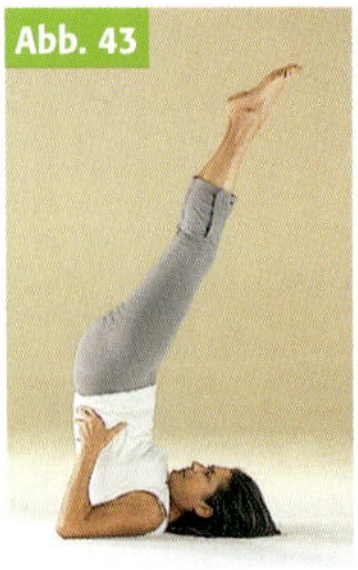
Abb. 44
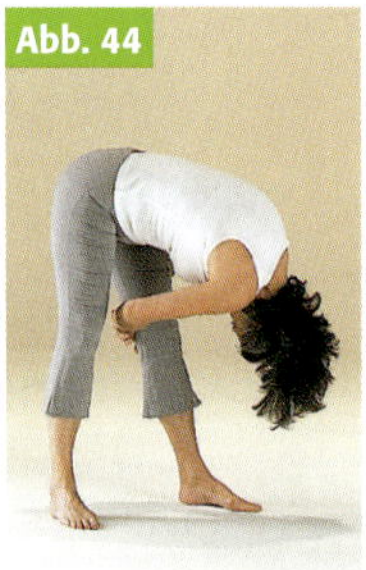
Abb. 45
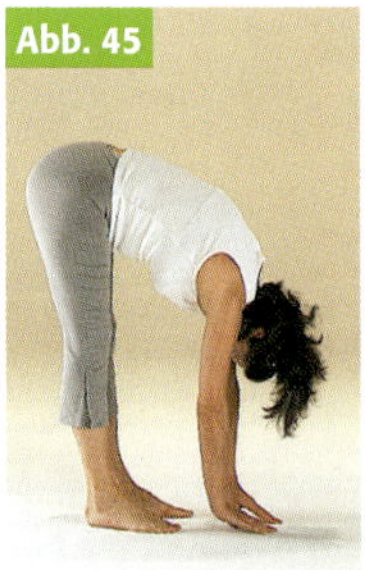
Abb. 46
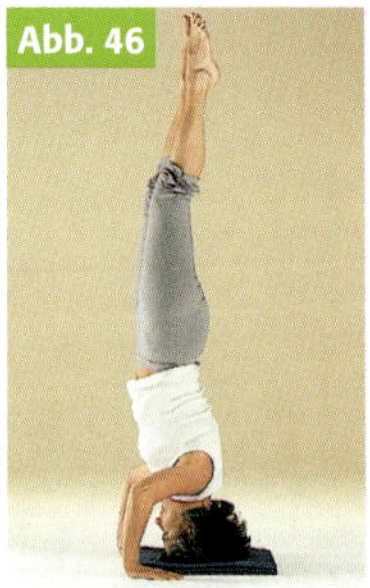

Ungünstige Übungen für Herz-Kreislauf-Patienten und ältere untrainierte Gesundheitssportler

Sportarten) durchführen. Sie können dadurch Ihre Beweglichkeit verbessern und muskuläre Beschwerden oder Verspannungen vermeiden.

Pro Muskelbereich (natürlich beide Seiten!) sollten Sie 10–15 Sekunden dehnen, danach sanft ausschütteln und die Übung noch einmal wiederholen. Die Übungen können Sie sowohl statisch (gehalten) als auch dynamisch (leichtes Nachfedern in der Dehnposition) ausführen. Lockern und mobilisieren Sie nach jeder Dehnübung den jeweiligen Muskel- und Gelenkbereich durch langsames Strecken, Anziehen bzw. Kreisen unter Ausnutzung der maximal möglichen Bewegungsamplitude.

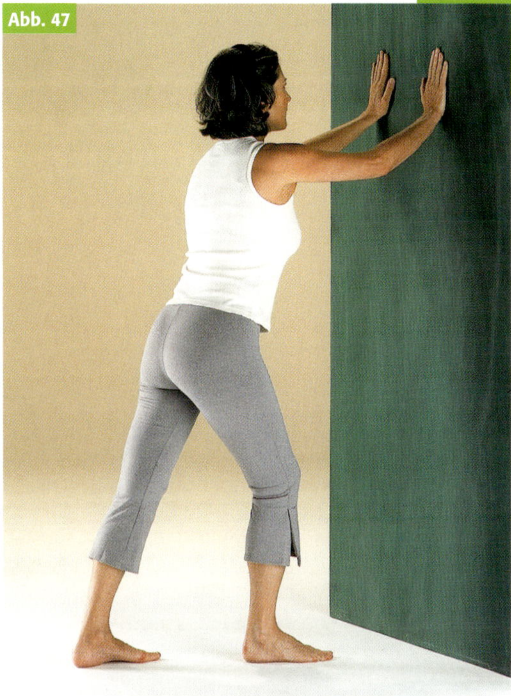
Abb. 47

1. Übung: Wade

▶ Gehen Sie in Schrittstellung und verlagern Sie das Gewicht auf das vordere Bein. Stützen Sie sich mit beiden Händen an einer Wand ab und setzen Sie den hinteren Fuß so weit zurück, bis Sie eine Dehnung in der Wade spüren. Die Hüfte und das Kniegelenk des hinteren Beines sind dabei gestreckt, die Ferse drückt zum Boden (Abb. 47).

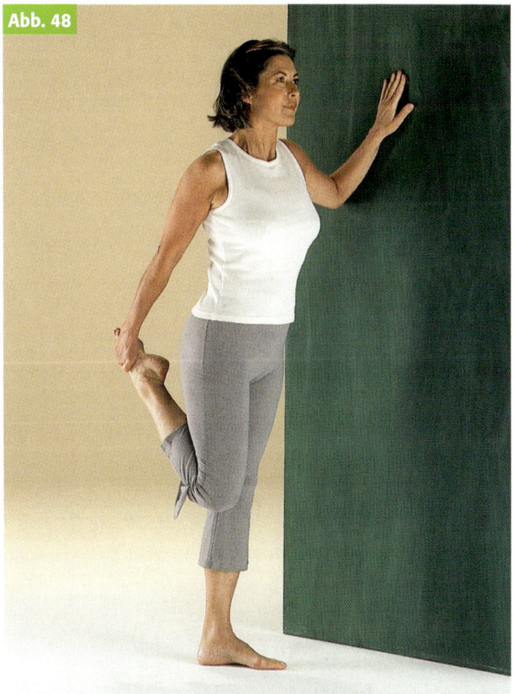
Abb. 48

2. Übung: Oberschenkelvorderseite und Schienbeinmuskulatur

▶ Stützen Sie sich zunächst an einer Wand, einem Baum o.Ä. ab. Heben Sie dann einen Unterschenkel in Richtung Gesäß an und umfassen Sie die Fußspitze mit der Hand, so dass Sie die Schienbeinmuskulatur gleichzeitig mitdehnen. Ziehen Sie die Ferse zum Gesäß; Hüfte und Oberkörper bleiben dabei gestreckt und das Knie zeigt nach unten (Abb. 48).

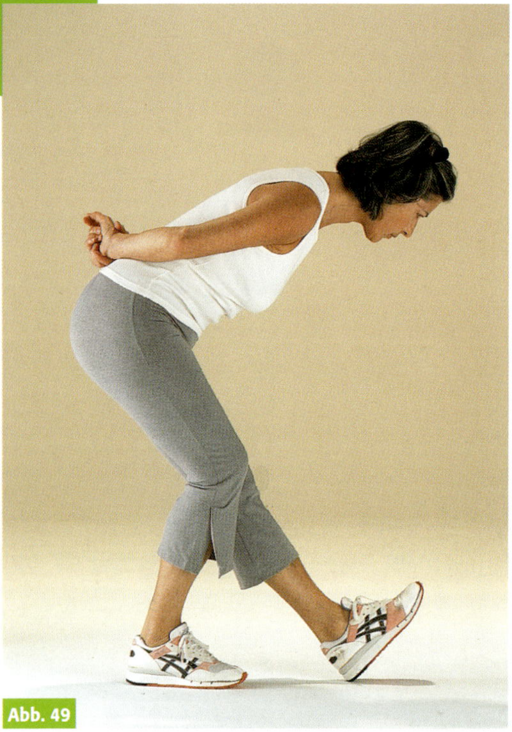

Abb. 49

3. Übung: Oberschenkelrückseite

▶ Stellen Sie sich aufrecht in Schrittstellung und ziehen Sie die Fußspitze des vorderen Beins nach oben – die Ferse bleibt auf dem Boden. Verschränken Sie die Arme auf dem Rücken und beugen Sie den geraden Oberkörper nach vorne. Beugen Sie gleichzeitig etwas das Standbein, bis Sie auf der Oberschenkelrückseite eine leichte Dehnung spüren (Abb. 49).

▶ Alternativ können Sie den Fuß bzw. das Bein etwas Hochlagern (Abb. 50).

4. Übung: Oberschenkelinnenseite

▶ Stellen Sie die Füße seitlich weit auseinander und verlagern Sie das Körpergewicht auf eine Seite, indem Sie ein Bein beugen. Stützen Sie sich mit den Händen auf dem Oberschenkel ab und beugen Sie dieses Bein so weit, bis Sie an der Oberschenkelinnenseite des gestreckten Beines einen Dehnreiz spüren (Abb. 51).

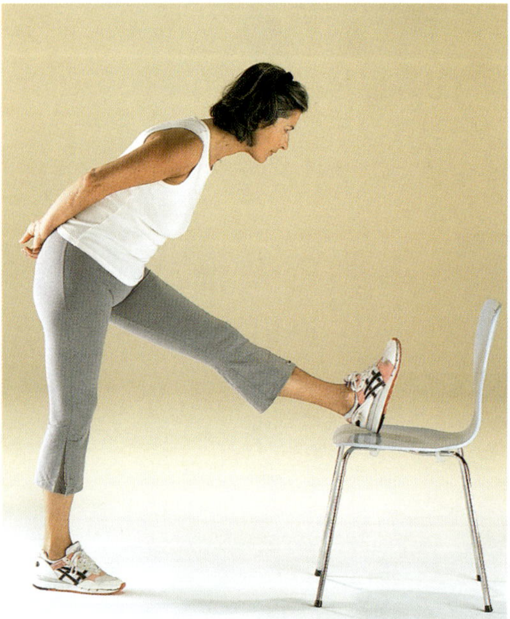

Abb. 50

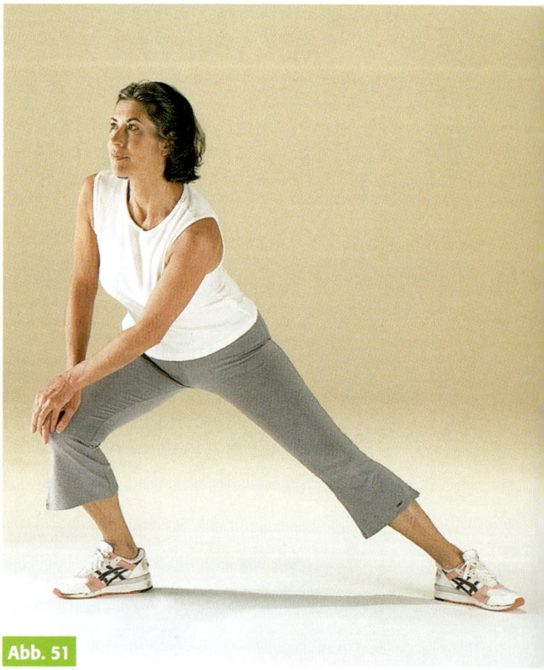

Abb. 51

5. Übung: Seitlicher Rumpf

▶ Führen Sie im aufrechten hüftbreiten Stand einen Arm gestreckt nach oben und die Gegenhand zur Hüfte. Neigen Sie nun den Oberkörper mit dem gestreckten Arm über Kopf zur Seite, ohne den Oberkörper nach vorne oder hinten zu beugen, bis Sie seitlich im Rumpfbereich eine Dehnung spüren (Abb. 52).

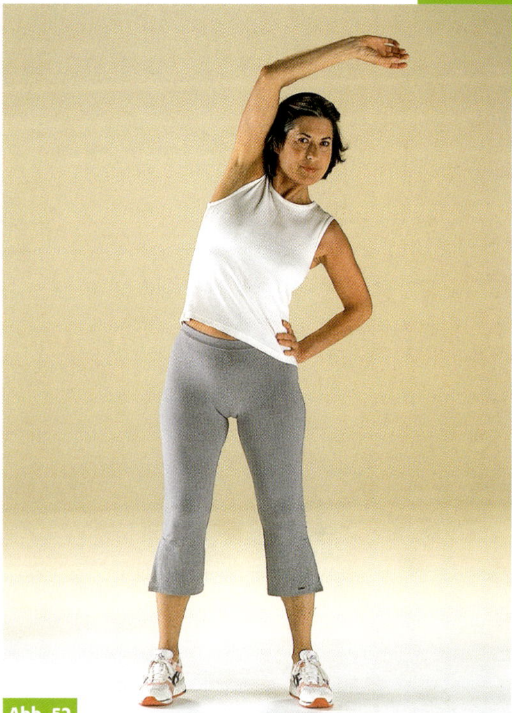
Abb. 52

6. Übung: Rücken

▶ Aufrechter Stand, die Beine sind hüftbreit auseinander und leicht gebeugt. Lassen Sie die Arme locker nach unten hängen und machen Sie einen runden Rücken (»Katzenbuckel«, Abb. 53).

▶ Als Verstärkung können Sie mit den Händen in die Kniekehle greifen und gegen den Widerstand der Arme die Beine etwas strecken (jedoch nicht vollständig durchstrecken!), bis der Dehnreiz im (unteren) Rücken verstärkt wird (Abb. 54).

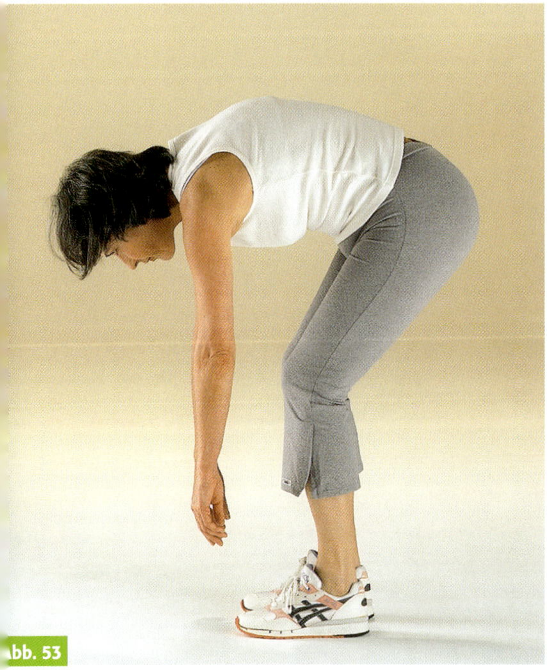
Abb. 53

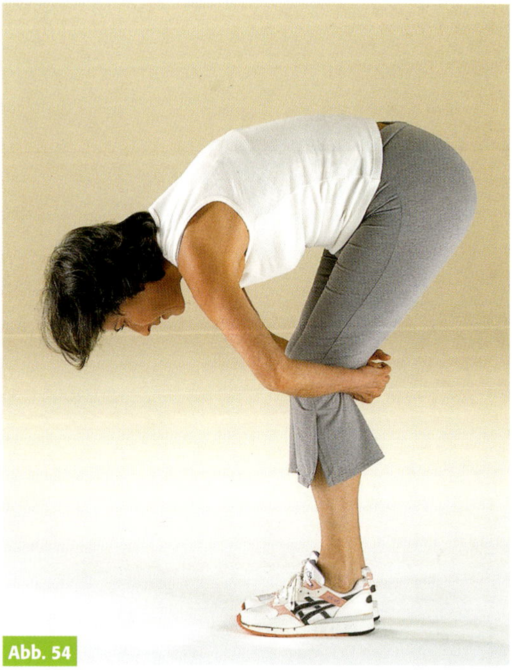
Abb. 54

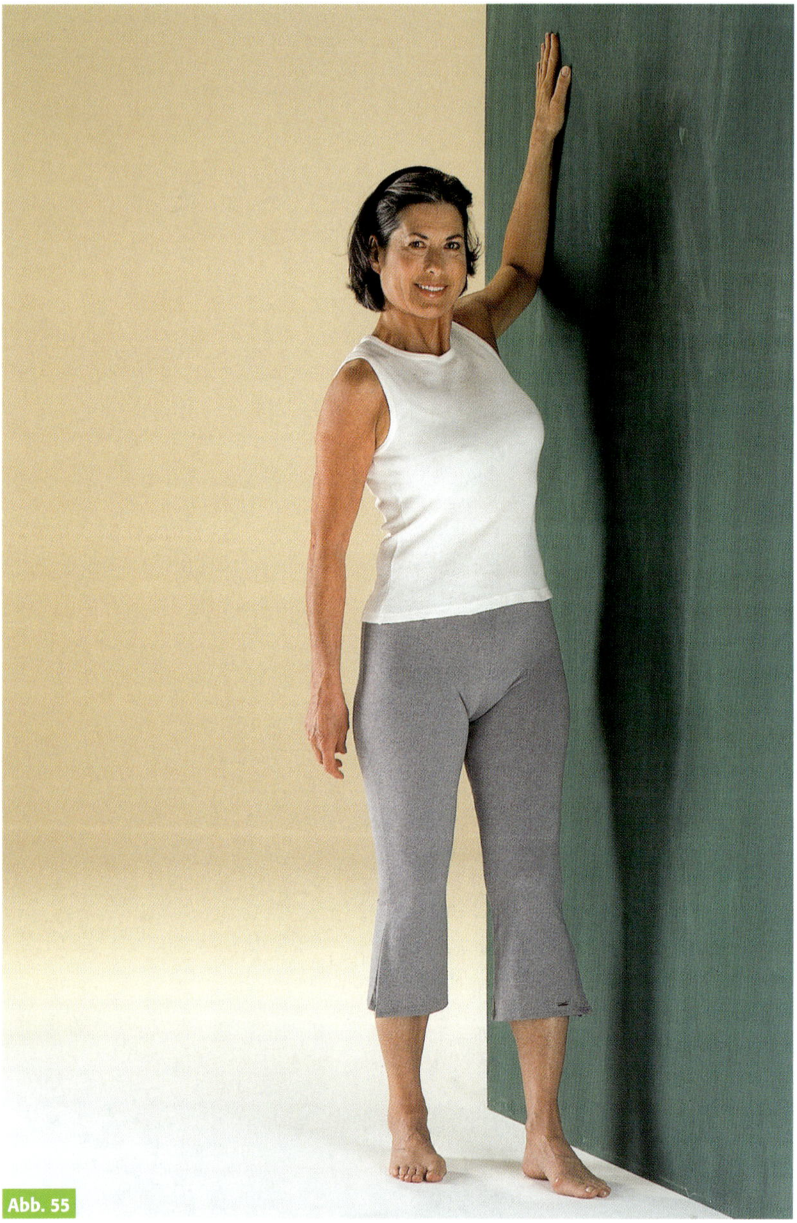

Abb. 55

7. Übung: Brust

▶ Stellen Sie sich aufrecht seitlich zur Wand. Gehen Sie in Schrittstellung, wobei der wandnahe Fuß etwas nach vorn versetzt wird. Legen Sie den wandnahen Arm mit dem ganzen Unterarm etwa in Schulterhöhe an die Wand. Verlagern Sie nun das Körpergewicht etwas auf den vorderen Fuß und drehen Sie den Oberkörper leicht von der Wand weg, bis ein Dehnreiz im Brustbereich zu spüren ist (Abb. 55).

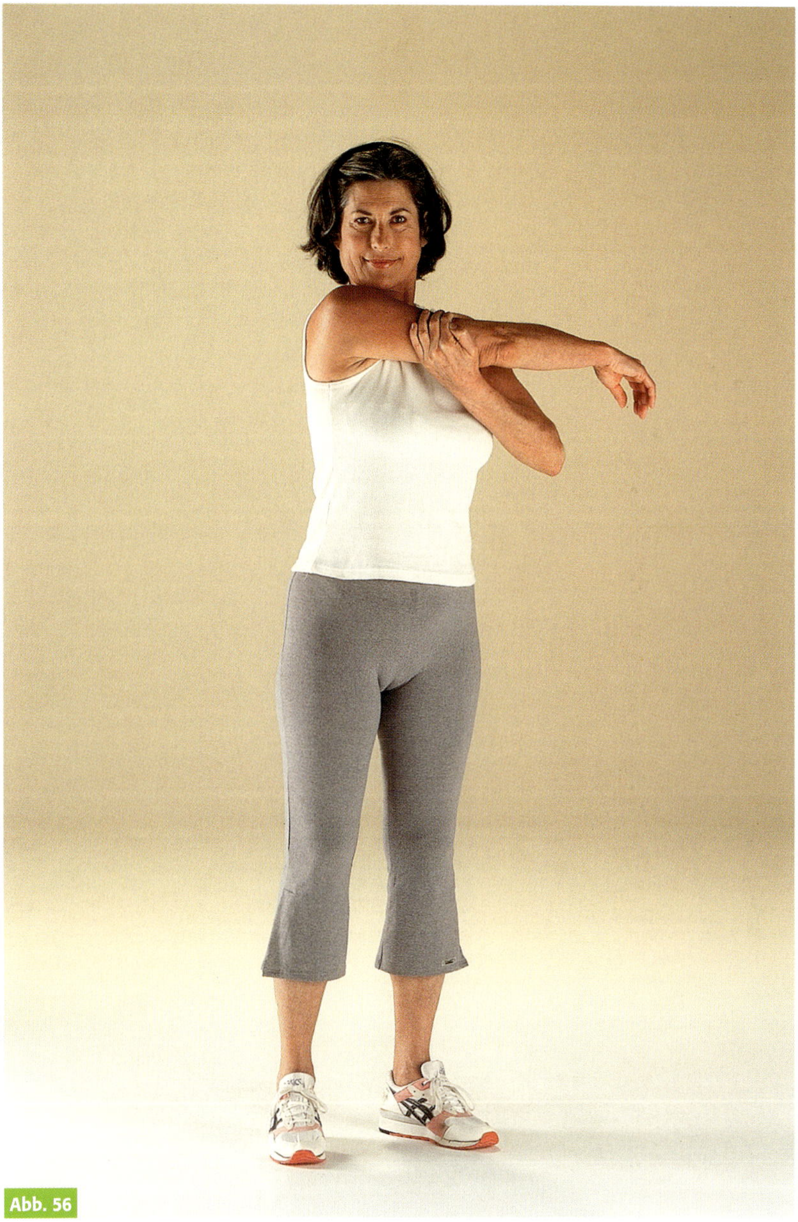

Abb. 56

8. Übung: Schulter

▶ Strecken Sie im aufrechten Stand einen Arm nach vorne. Fassen Sie mit der Gegenhand kurz oberhalb des Ellenbogens und führen Sie den gestreckten Arm auf Schulterhöhe zur gegenüberliegenden Seite, bis Sie im äußeren Schulterbereich eine leichte Dehnung spüren (Abb. 56).

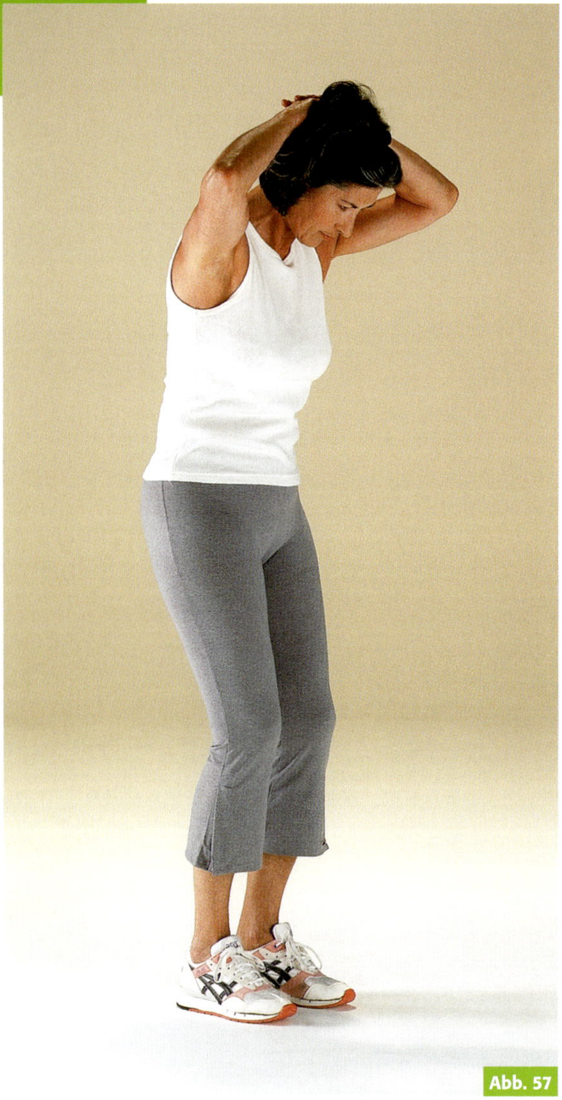

Abb. 57

9. Übung: Nacken

▶ Verschränken Sie im aufrechten Stand beide Hände am Hinterkopf, die Ellenbogen zeigen jeweils zur Seite. Beugen Sie nun den Kopf nach vorn, bis Sie eine leichte Dehnung spüren. Durch *leichten* Zug nach vorn-unten können Sie den Dehnreiz verstärken. Der Oberkörper bleibt dabei aufrecht (Abb. 57).

Kräftigen

Wie beim Ausdauertraining, so ist auch beim Kräftigen der Muskulatur die richtige Intensität für ein effektives Training ohne Überforderung von Bedeutung.
Im Gesundheitssport hat sich das so genannte *dynamische Kraftausdauertraining* bewährt. Hierbei wird sowohl die Muskulatur als auch der Stoffwechsel trainiert und – je nach eingesetzter Muskelmasse und Trainingsdauer – sogar das Herz-Kreislauf-System gekräftigt. Dabei sollten Sie die Übungen so wählen, dass etwa 15–20 relativ langsam ausgeführte und kontrollierte Wiederholungen bis zur Ermüdung möglich sind. Je nach Leistungsstand und Muskelgruppe sollten Sie 2–3 Serien (2–3-mal 15–20 Wiederholungen) mit jeweils etwa 1–3-minütiger Pause anstreben. Durch die relativ niedrige Intensität pro Wiederholung werden Überforderungen weitestgehend vermieden, die Muskulatur und das Herz-Kreislauf-System schonend trainiert.
Hohe Intensitäten beim Krafttraining (maximale Kraftbeanspruchungen) führen zwangsläufig zu Pressatmung (»Luft anhalten« und Anspannung der Rumpfmuskulatur, Abb. 58) und Blutdruckspitzen, was eine starke Belastung für Herz und Gefäßsystem bedeutet.
Atmen Sie grundsätzlich während der Anspannungsphase aus und während der Entspannungsphase ein, um Druckbelastungen zu minimieren.
Für vortrainierte Gesundheitssportler ist auch ein so genanntes Muskelaufbautraining mit höherer Intensität und entsprechend geringerer Wiederholungszahl (8–12; ca. 3 Serien) möglich, um die Muskelmasse und die Kraftleistung noch effizienter zu steigern.
Für die folgenden Kräftigungsübungen benötigen Sie ein (Latex-) Physio- bzw. Trainingsband (1 oder besser 2 Meter

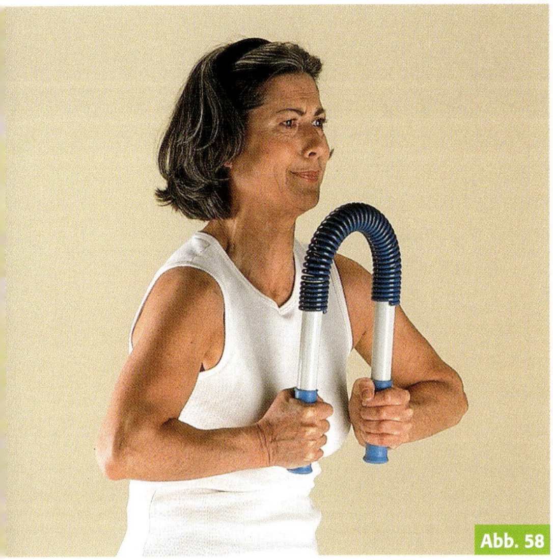

Abb. 58

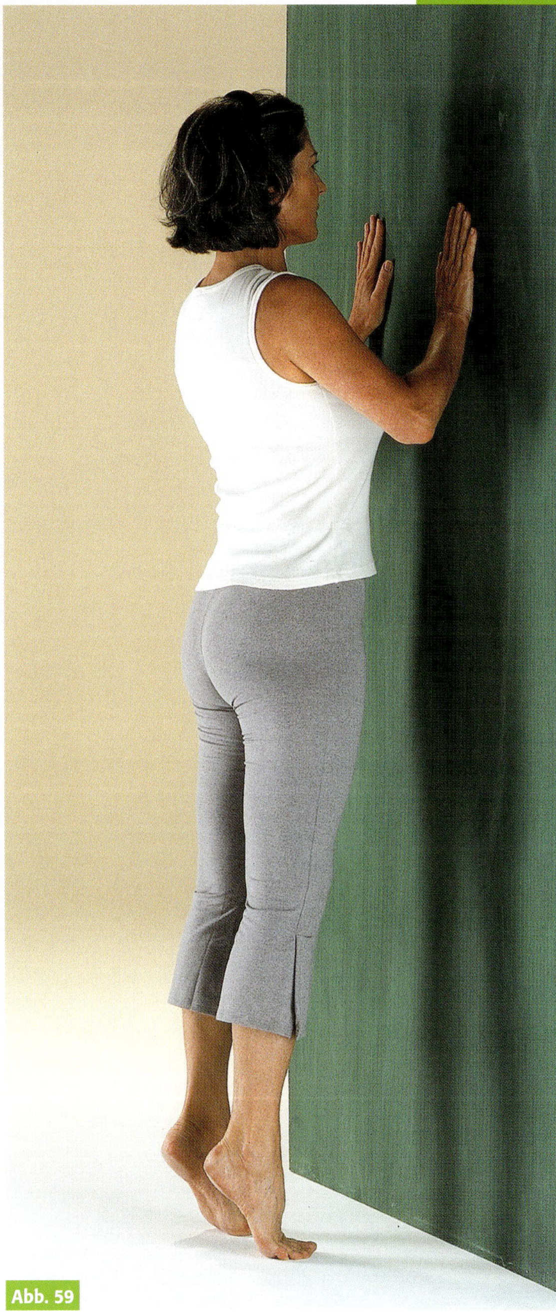

Abb. 59

lang), beispielsweise ein Thera-Band mit leichtem (rot oder grün) bis mittelschwerem (blau oder schwarz) Widerstand, einen stabilen feststehenden Stuhl und eine bequeme, aber nicht zu weiche Unterlage (z.B. Teppich, Decke oder Turnmatte).

Bei allen Übungen sollten, wie schon erwähnt, *15–20 Wiederholungen* in eher ruhigem, langsamem Tempo möglich sein. Ermüden Sie vorher, muss der Widerstand verringert werden (z.B. leichteres Thera-Band bzw. leichtere Übungsvariante wählen). Sind mehr als 20 Wiederholungen möglich, sollte die Last etwas erhöht werden. Wenn Sie die ersten 15–20 Wiederholungen (Serie) geschafft haben, machen Sie eine ca. einminütige Pause und führen weitere 1–2 Serien (insgesamt ca. 3 Serien) durch. Danach wechseln Sie zur nächsten Übung im nachfolgenden Trainingsprogramm.

10. Übung: Wade

▶ Stellen Sie sich frontal vor eine Wand und stützen Sie sich mit beiden Händen ab. Heben Sie nun die Fersen langsam, bis Sie auf den Zehenspitzen stehen, und senken Sie die Ferse wieder ab (Abb. 59).

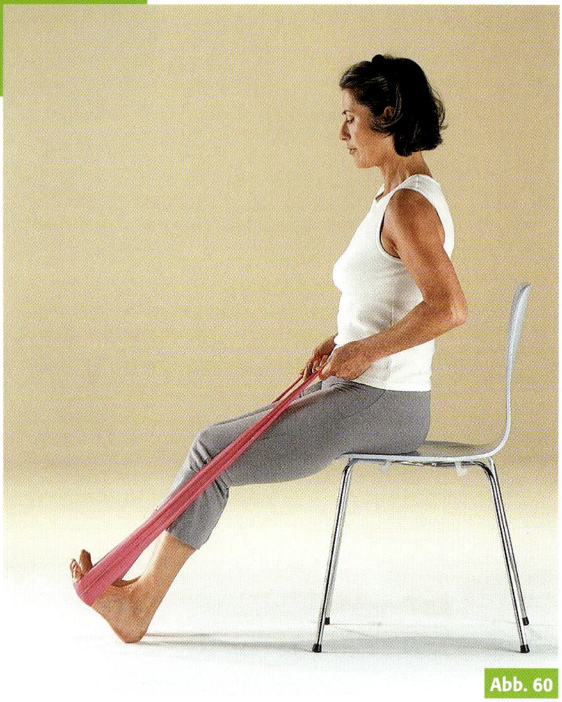

Abb. 60

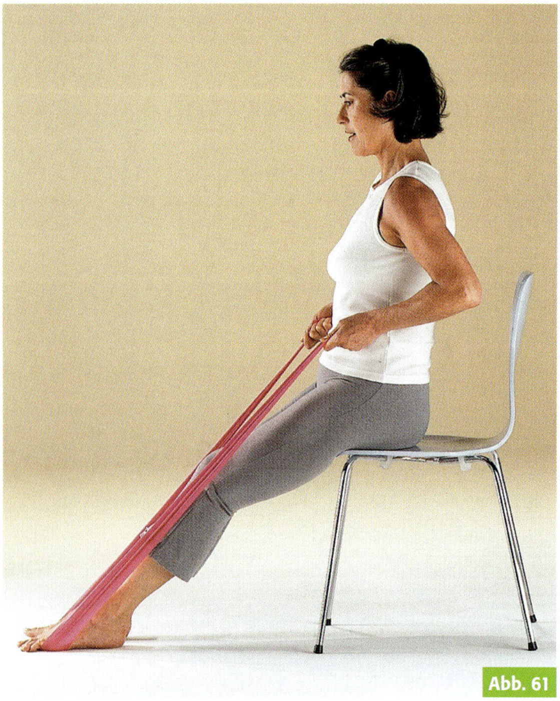

Abb. 61

Alternativ können Sie auch folgendermaßen vorgehen:

▶ Setzen Sie sich auf den Stuhl und führen Sie das Trainingsband um beide Fußsohlen. Halten Sie jeweils die Enden in den Händen und strecken Sie nun die Beine nach vorn. Jetzt werden die Füße gegen den Widerstand des Bandes langsam gestreckt und gebeugt. Regulieren Sie die Spannung (= Widerstand) des Bandes durch den Zug der Arm- und Schultermuskulatur (Abb. 60 + 61).

Diese Übungen (Abb. 59–61) aktivieren besonders die so genannte Muskelpumpe, wirken somit durchblutungsfördernd und unterstützen die Kreislauffunktion.

11. Übung: Oberschenkelvorderseite

▶ Beugen Sie aus dem aufrechten Stand (Abb. 62) beide Beine, bis Sie sich mit den Händen (mit gestreckten Armen) auf den Oberschenkeln knapp über dem Kniegelenk abstützen können. Halten Sie dabei den Rücken gerade. Zur optischen Kontrolle können Sie sich vor einen Spiegel stellen (Abb. 63).

▶ Bei Gleichgewichtsproblemen stützen Sie sich an einer Wand oder einem feststehenden Wohnmöbel (z. B. Tisch oder Schrank) ab.

Abb. 62

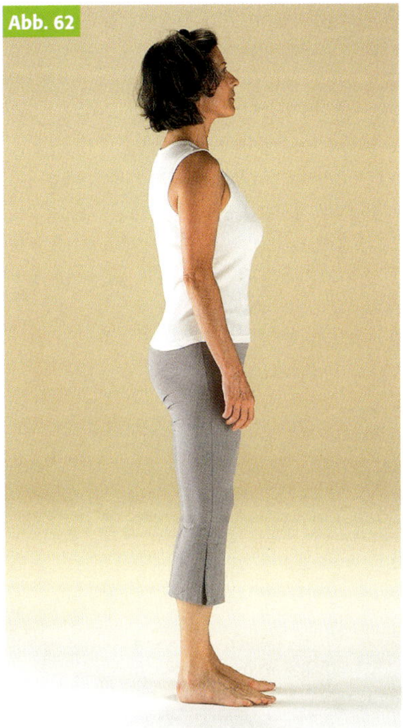

Abb. 63

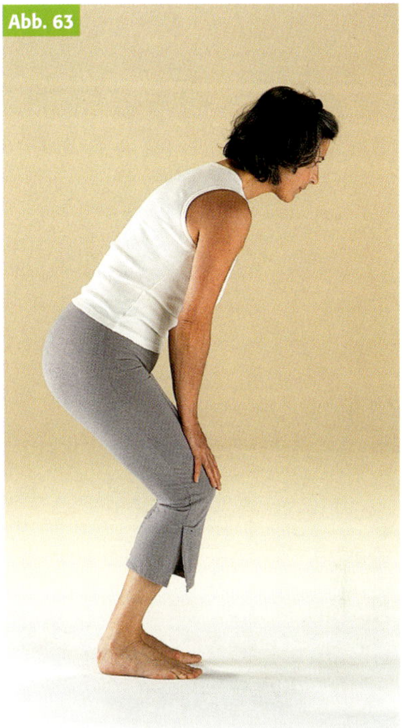

12. Übung: Hüfte und Oberschenkelaußenseite

▶ Führen Sie das Thera-Band um einen fest stehenden Gegenstand (Tischbein, Heizkörper o. Ä.) und bilden Sie anschließend eine Schlaufe. Sie stehen seitlich zur Befestigung und stellen den äußeren Fuß in die Schlaufe.

▶ Das Bein wird nun gegen den Widerstand des Bandes 15–20-mal seitlich abgespreizt, ohne dass sich die Hüfte dabei mitdreht, und wieder in die Ausgangsposition zurückgeführt (Abb. 64).

▶ Wechseln Sie danach zur anderen Seite.

Abb. 64

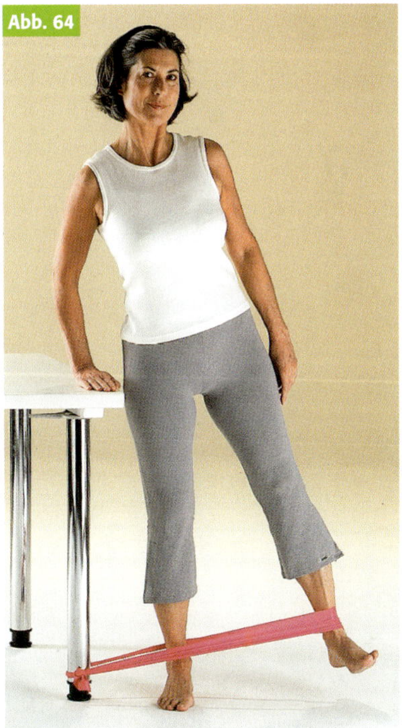

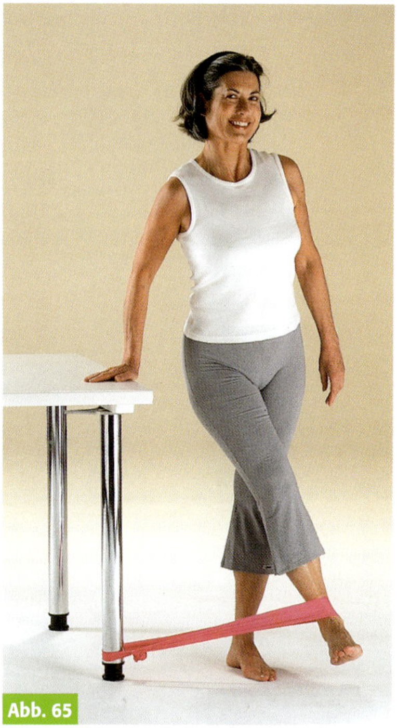

Abb. 65

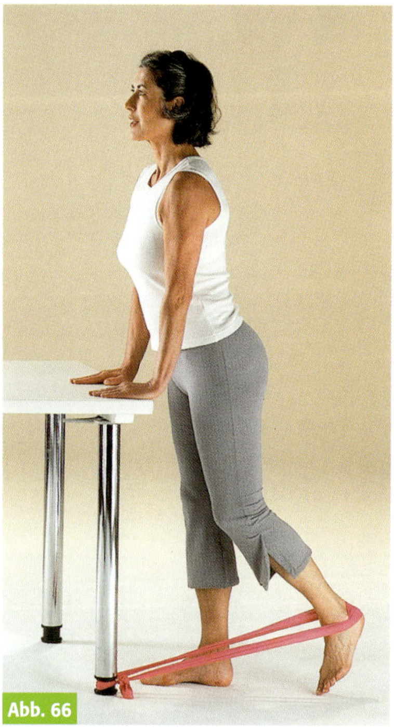

Abb. 66

13. Übung: Hüfte und Oberschenkelinnenseite

▶ Sie stehen wieder seitlich zur Befestigung und stellen jetzt den inneren Fuß in die Schlaufe. Nun wird das Bein gegen den Widerstand des Bandes am Standbein vorbeigezogen, ohne dass sich die Hüfte dabei mitdreht, und wieder in die Ausgangsposition zurückgeführt (Abb. 65).

▶ Wechseln Sie nach 15–20 Wiederholungen die Seite.

14. Übung: Gesäß und Oberschenkelrückseite

▶ Nun stehen Sie frontal zur Befestigung und stellen einen Fuß in die Schlaufe. Stützen Sie sich an der Wand oder dem Tisch ab und ziehen Sie den Fuß gegen den Widerstand des Thera-Bandes 15–20-mal nach hinten-oben in Richtung Gesäß (Abb. 66).

▶ Wechseln Sie das Standbein und führen Sie die Übung mit dem anderen Fuß aus.

15. Übung: Bauch

▶ Legen Sie sich mit dem Rücken auf Ihre Unterlage. Beugen Sie nun beide Beine im Kniegelenk etwa 90°, die Fußsohlen bleiben auf dem Boden. Heben Sie die Fußspitzen an und drücken Sie die Fersen etwas auf den Boden. Richten Sie jetzt den Oberkörper langsam auf – Sie spüren die Anspannung der Bauchmuskulatur –, bis die Schulterblätter den Boden gerade nicht mehr berühren (der untere Rücken hat immer Bodenkontakt). Führen Sie dabei die gestreckten Arme seitlich an den Beinen vorbei (Abb. 67) und senken Sie danach den Oberkörper wieder ab.

▶ Atmen Sie beim Aufrichten aus und beim Ablegen des Oberkörpers ein. Falls Ihnen die vorangegangene Körperposition Probleme (z.B. Schwindel) verursacht bzw. unangenehm ist, bietet sich die folgende Übung alternativ an.

- Sie sitzen auf Ihrer Unterlage, winkeln die Beine an und greifen mit den Händen um beide Knie (Abb. 68).
- Nun neigen Sie langsam den Oberkörper nach hinten (Hände loslassen), bis Sie eine Anspannung der Bauchmuskulatur spüren (die Füße sollen dabei nicht vom Boden abheben, Abb. 69), halten kurz die Anspannung und bewegen sich wieder zurück zur Ausgangsposition.
- Denken Sie auch hier an Ihre Atmung: *nicht die Luft anhalten*. Lassen Sie den Mund immer etwas geöffnet und sprechen Sie ruhig dabei.
- Gleich nach der Übung sollten sie die unteren Rückenmuskeln dehnen, indem Sie mit den Händen vorne an den Unterschenkel fassen und den Oberkörper sanft durch die gegrätschten Beine nach vorn ziehen, ca. 10 Sekunden halten und wieder loslassen (Abb. 70).

16. Übung: Rücken

- Knien Sie sich auf Ihre Unterlage und stützen Sie sich mit den Händen auf Schulterhöhe und etwa schulterbreit ab. Nun heben Sie den linken Arm nach vorne und das rechte Bein nach hinten hoch bis zur Waagerechten (parallel zum Boden) – dabei den Fuß

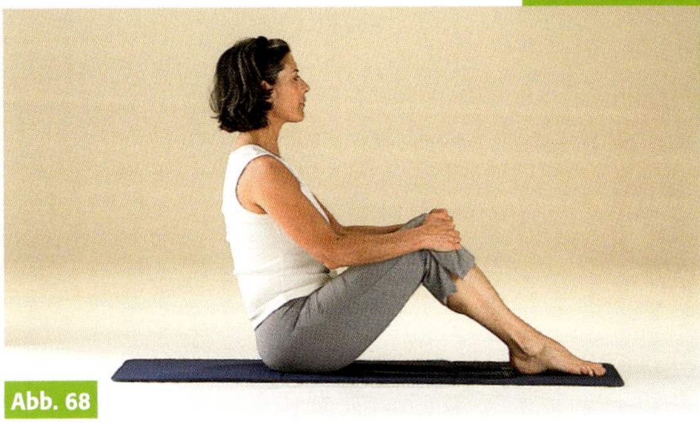
Abb. 68

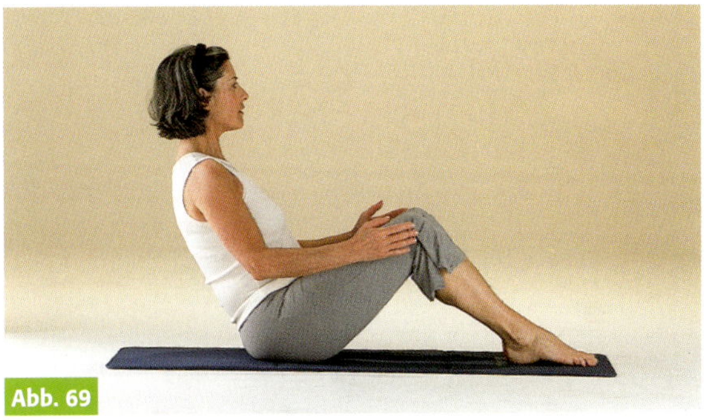
Abb. 69

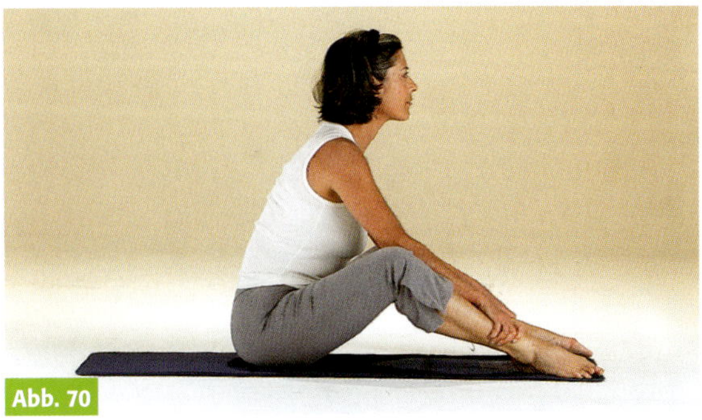
Abb. 70

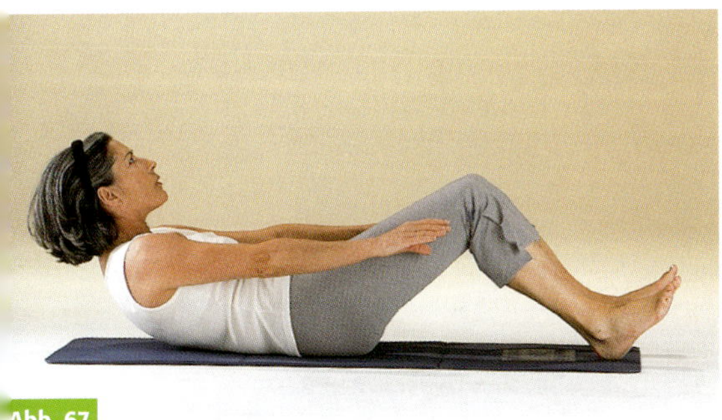
Abb. 67

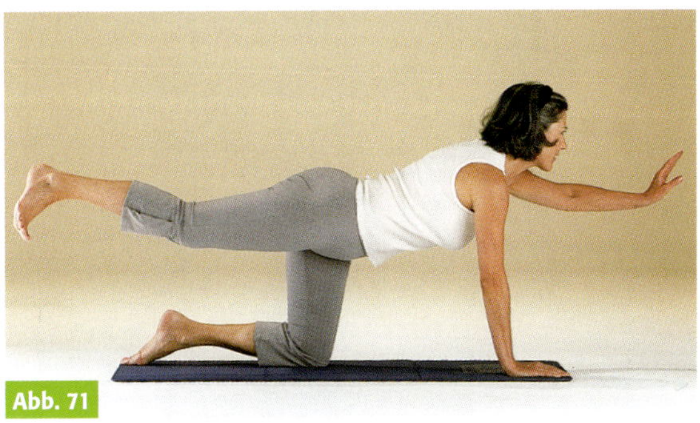
Abb. 71

nicht strecken, sondern die Fußspitze anziehen (Abb. 71) –, halten die Position kurz und gehen wieder zurück zur Ausgangsstellung.

▶ Nun umgekehrt: rechten Arm und linkes Bein heben.

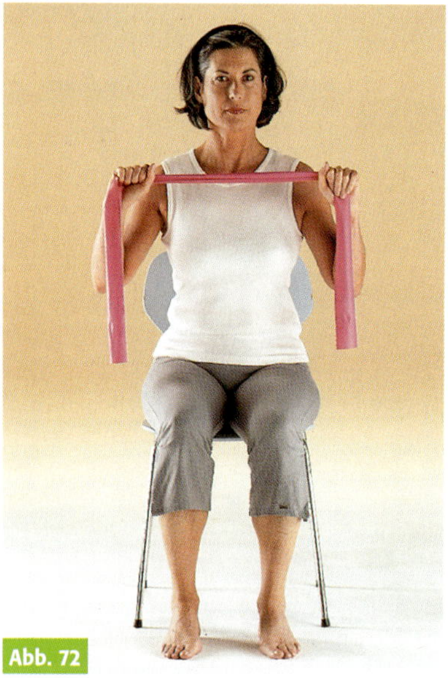

Abb. 72

17. Übung: Schulter und oberer Rücken

▶ Setzen Sie sich mit Ihrem Thera-Band wieder auf den Stuhl. Greifen Sie das Band schulterbreit und heben es schulterhoch. Die Arme sind etwa 90° im Ellenbogengelenk gebeugt. Nun spannen Sie das Band etwas an – die Arme bleiben während der Übung immer gebeugt –, führen die Arme nach hinten und ziehen gleichzeitig die Schulterblätter kräftig zusammen (Abb. 72 + 73). Dabei atmen Sie aus! Die Spannung kurz halten und die Arme wieder nach vorn führen.

Variation

Die Ausgangsposition ist identisch. Sie halten das Band wieder mit etwas Spannung in Schulterhöhe. Nun führen Sie es langsam und mit etwas Spannung über den Kopf nach hinten (bis zum Hinterkopf) und langsam wieder zurück (Abb. 74). Halten Sie dabei den Kopf möglichst aufrecht.

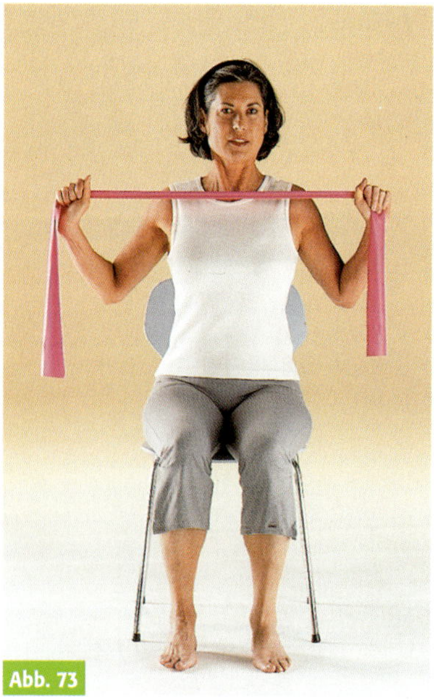

Abb. 73

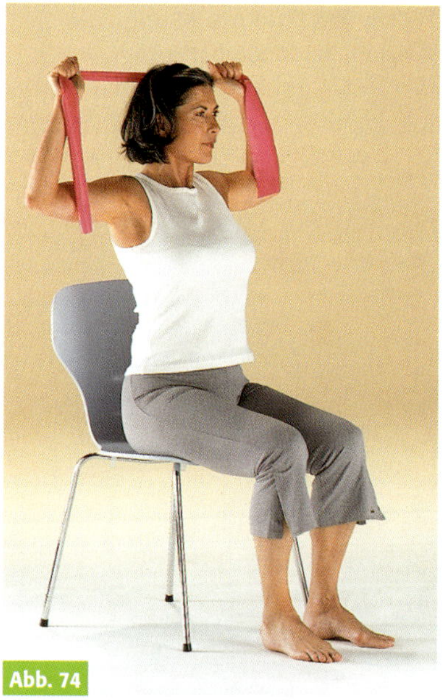

Abb. 74

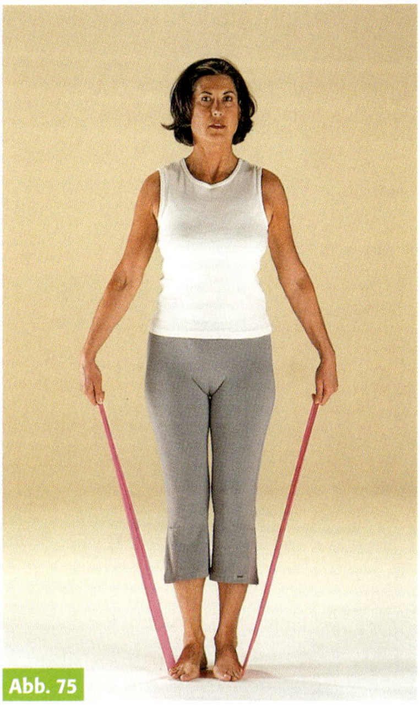
Abb. 75

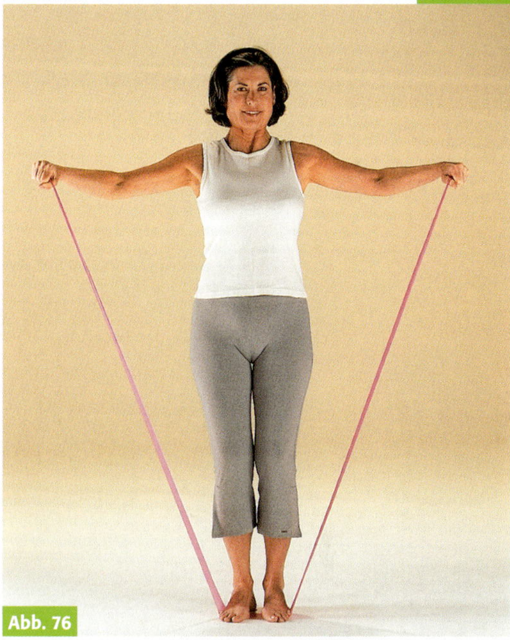
Abb. 76

18. Übung: Schulter- und Armheber

▶ Stellen Sie einen Fuß auf das eine Ende oder, wenn Sie ein 2 Meter langes Thera-Band besitzen, beide Füße auf dessen Mitte. Die Hände greifen am Ende bzw. an beiden Enden des Bandes. Heben Sie nun den gestreckten oder leicht gebeugten Arm bzw. die Arme gegen den Widerstand des Bandes 15–20-mal seitlich bis Schulterhöhe hoch und wieder nach unten (Abb. 75 + 76).

19. Übung: Schulter, Brust und Arme

▶ Knien Sie sich auf den Boden und setzen Sie beide Hände auf Schulterhöhe auf. Die Unterschenkel werden gekreuzt und angewinkelt. Kopf und Rumpf bilden eine Linie, die während der gesamten Übung beibehalten wird (Abb. 77). Beugen Sie nun beide Arme, bis Sie mit der Stirn fast den Boden berühren (Abb. 78), und strecken Sie die Arme wieder, um zur Ausgangsposition zu gelangen.

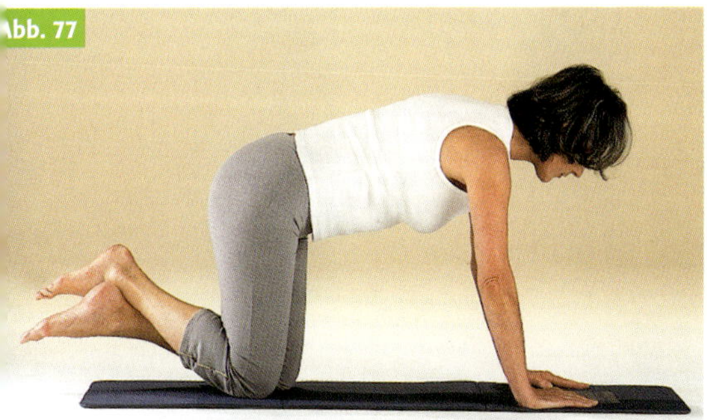
Abb. 77

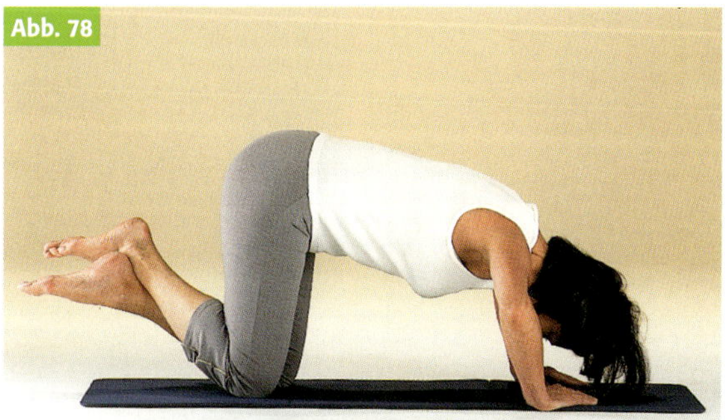
Abb. 78

Variation *(leichter und günstigere Körperposition):*
Stellen Sie sich im aufrechten Stand etwa 0,5 bis 1 Meter entfernt frontal zur Wand. Je größer die Entfernung zur Wand ist, desto intensiver wirkt die Übung. Setzen Sie beide Hände etwa auf Schulterhöhe und schulterbreit an die Wand (Abb. 79). Beugen und strecken Sie nun bei gestrecktem Körper beide Arme (Abb. 80). Atmen Sie dabei beim Abdrücken von der Wand aus.

Abb. 79

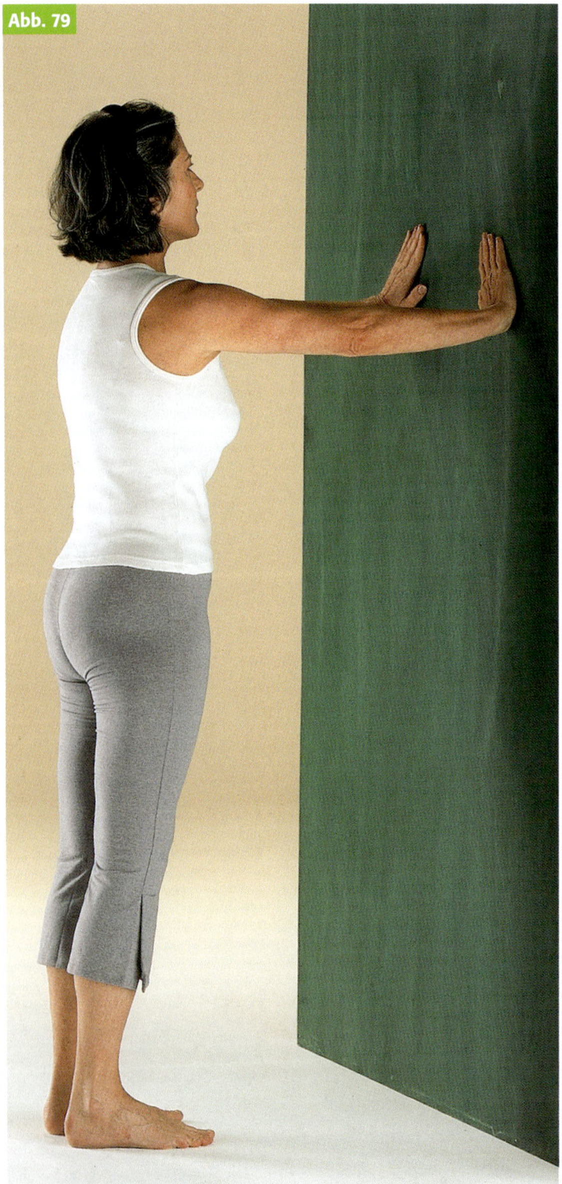

Abb. 80

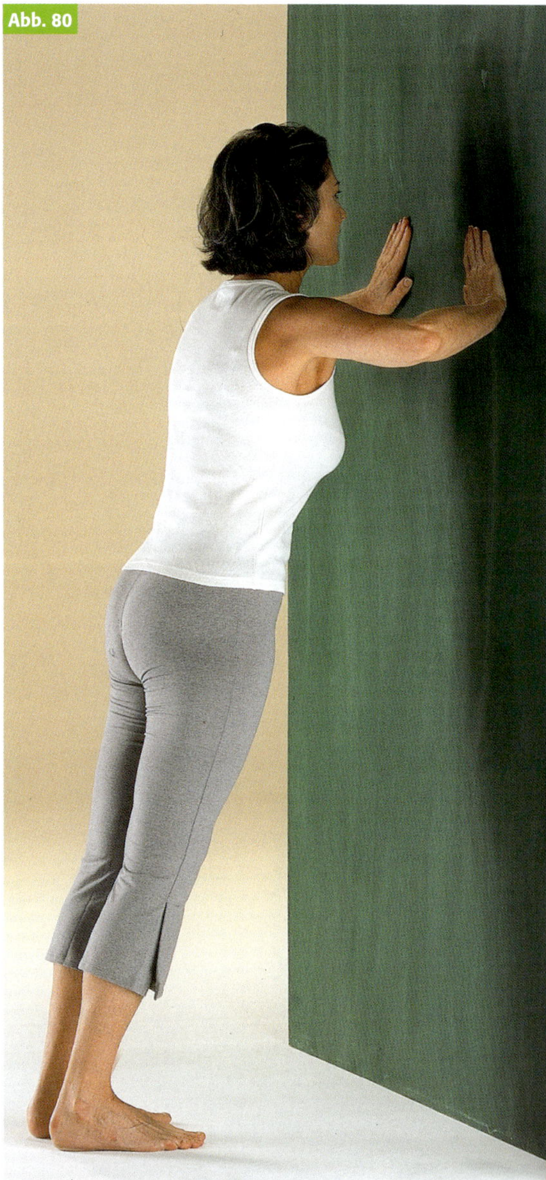

20. Übung: Brust

▶ Führen Sie das Thera-Band auf dem Rücken in Höhe der Schulterblätter und unter den Achselhöhlen hindurch nach vorne. Die Ellenbogen (90° gebeugt) zeigen nach vorne und die Hände nach oben (Abb. 81). Im hüftbreiten Stand oder auf einem Stuhl sitzend werden nun die Ellenbogen bzw. die Unterarme gegen den Widerstand des Bandes aufeinander zu bewegt, bis sie sich berühren (Abb. 82). Führen Sie danach die Arme wieder in die Ausgangsposition zurück.

Abb. 81

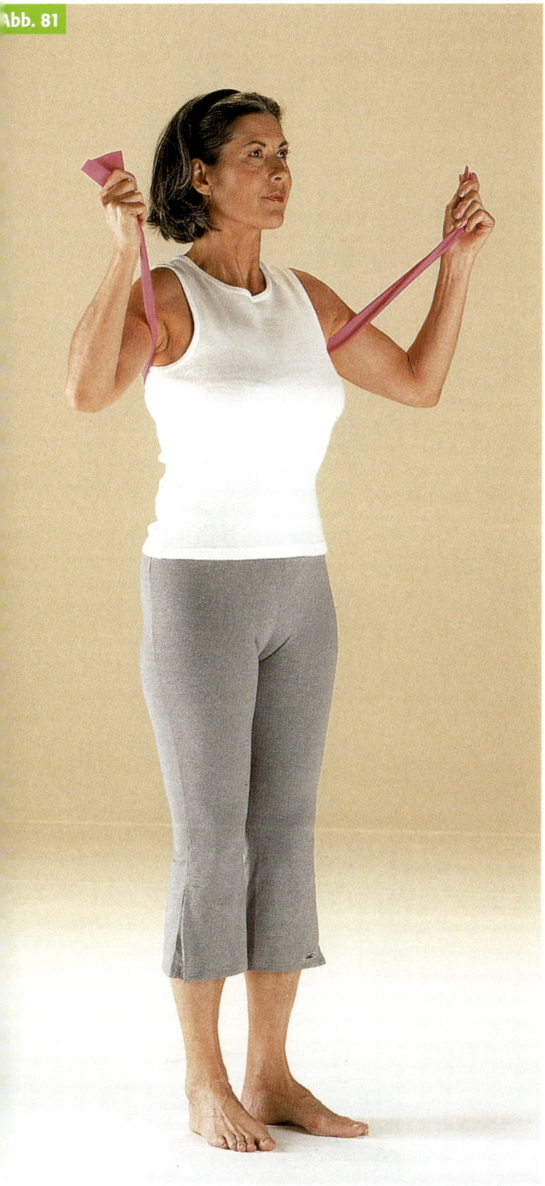

Abb. 82

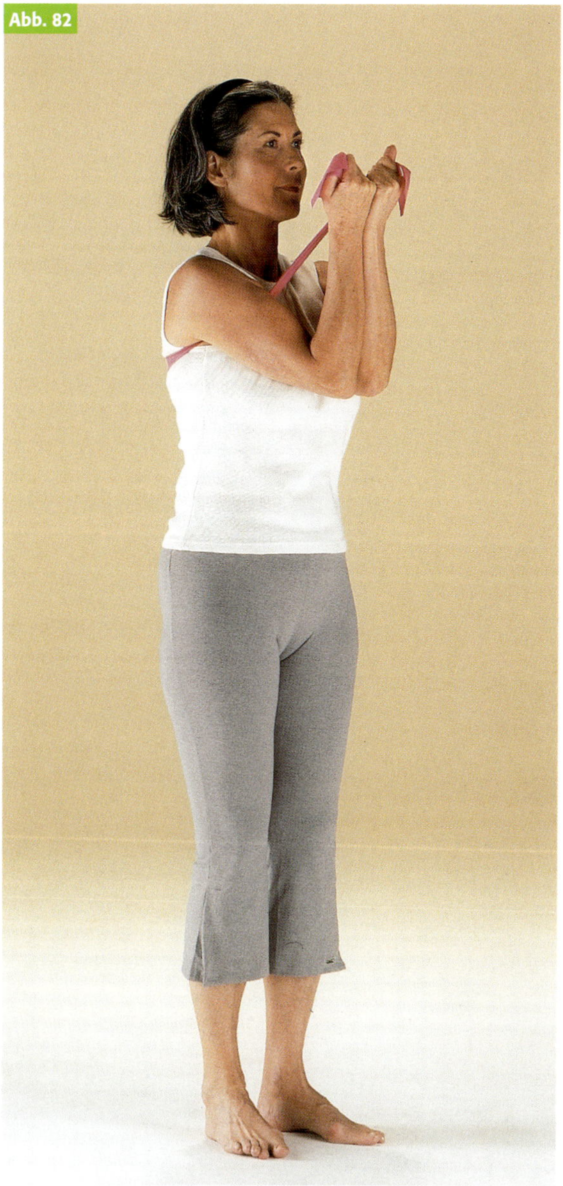

Mit Geschick trainieren

Gleichgewicht verbessern, Haltung bewahren

Unter **Koordination** versteht man vereinfacht ausgedrückt das Zusammenspiel von zentralem Nervensystem und Bewegungsapparat.
Gute koordinative Fähigkeiten verbessern die Bewegungsökonomie und -sicherheit, wodurch sich die Unfall- bzw. Verletzungsgefahr reduziert (s. *Sportspiele* S. 58).
Die Wahrnehmung und Lokalisation von muskulären An- bzw. Verspannungen sind zudem die Grundlage einer guten Körperhaltung. So führt beispielsweise eine ungünstige Oberkörperhaltung meist zu einer flachen, unökonomischen Atmung. Versuchen Sie dazu die folgenden Übungen:

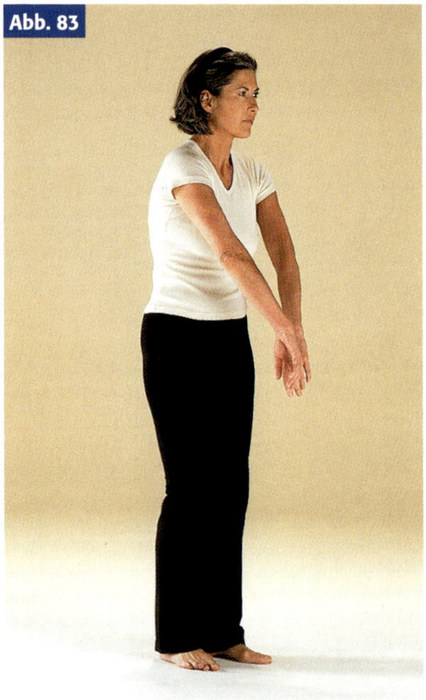
Abb. 83

1. Übung: Oberkörper aufrichten

▶ Stellen Sie sich am besten seitlich vor einen großen Spiegel und beobachten Sie Ihren Oberkörper bzw. Ihre Schulterpartie. Ziehen Sie zunächst die Schultern weit nach vorn, halten Sie die Position kurz (Abb. 83). Ziehen Sie die Schultern danach ganz nach hinten, ebenfalls kurz halten (Abb. 84) und auslockern.

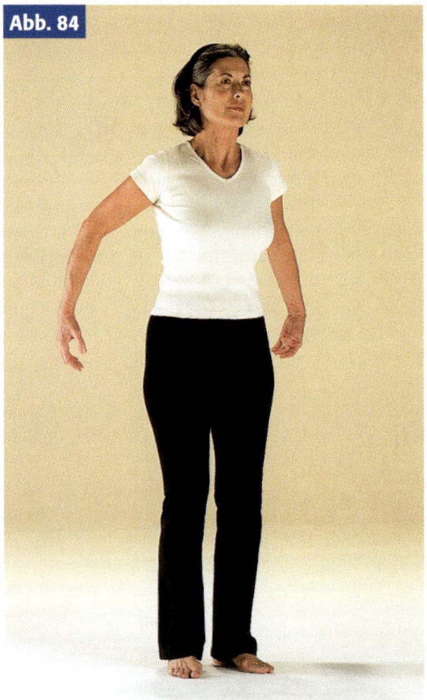
Abb. 84

2. Übung: Körperstreckungen und -entspannung

▶ Strecken Sie nun beide Arme nach oben und gehen Sie dabei auf die Zehenspitzen. Machen Sie sich so groß wie möglich (Abb. 85).

▶ Danach die Arme wieder nach vorne-unten nehmen, die Schultern

Abb. 85

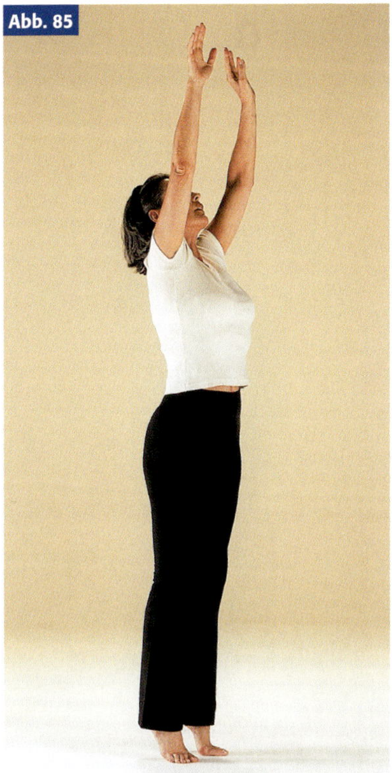

Abb. 86

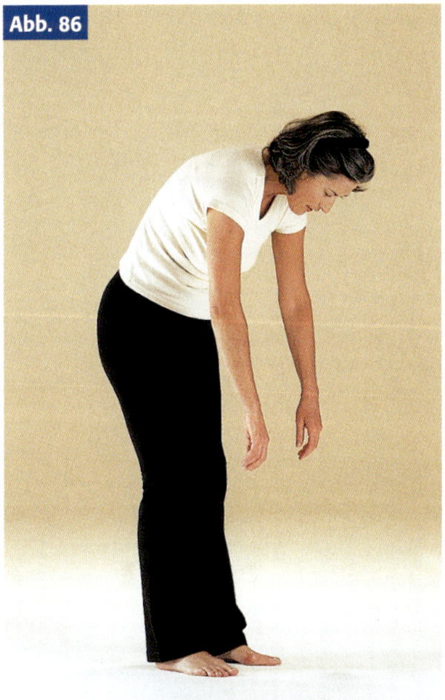

ganz locker hängen lassen, den Kopf etwas nach vorne nehmen und den oberen Rücken rund machen (Abb. 86).

Nun beobachten Sie sich wieder genau im Spiegel. Wiederholen Sie zunächst die erste Übung:

- Führen Sie die Schultern nochmals weit nach vorne und nach hinten. Nun verfeinern Sie Ihre Haltung mit Elementen der zweiten Übung. Die Arme bleiben locker hängen und die Füße stehen fest auf dem Boden. Jetzt den Oberkörper langsam so weit aufrichten, bis Sie gerade stehen.
- Atmen Sie in dieser Position ganz bewusst tief ein und aus – genießen Sie dabei den befreiten Atemfluss.

Falls Ihnen diese Übungen im Stand zu schwer fallen, versuchen Sie das Programm in sitzender Position durchzuführen, z.B. auf einem Hocker oder Stuhl (die Rückenlehne ist dabei vor dem Brustkorb).

Wenn Sie diese beiden Übungen täglich mehrmals wiederholen, wird sich schon bald eine korrekte angenehme Körperhaltung einstellen, die sich positiv auf Ihre Atmung aber auch günstig auf Rückenbeschwerden auswirkt. Anfangs werden die Übungen und die korrigierte Haltung Konzentration und Anstrengung erfordern, da Ihre Muskeln erst gelockert und gekräftigt werden müssen. Nach ein paar Wochen wird es Ihnen jedoch angenehm leicht fallen, »aufrecht« durchs Leben zu gehen.

Mit den folgenden Übungen können Sie Ihr Koordinationsvermögen rasch verbessern.

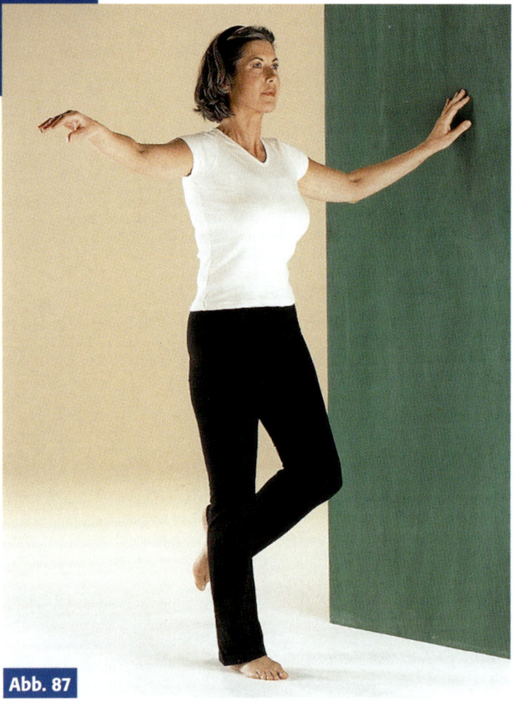

Abb. 87

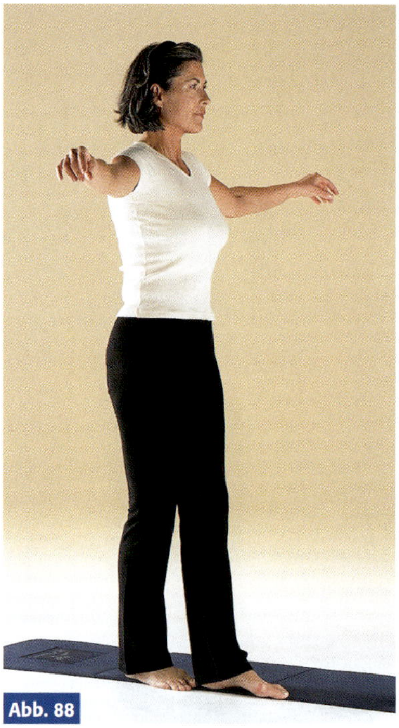

Abb. 88

3. Übung: Einbeinstand

▶ Stützen Sie sich seitlich mit der Hand an einer Wand o.Ä. ab und heben Sie einen Fuß vom Boden ab. Lösen Sie nun die Hand von der Wand und versuchen Sie ca. 30 Sekunden auf einem Bein zu stehen (Abb. 87). Falls Sie aus dem Gleichgewicht geraten, stellen Sie rasch den angehobenen Fuß auf den Boden bzw. stützen sich wieder an der Wand ab.

4. Übung: Balancieren

▶ Gehen Sie mit ganz kleinen Schritten und ausgestreckten Armen, wie ein Seiltänzer, auf dem Rand eines Teppichs oder einer Turnmatte oder längs über ein Sprungseil (Abb. 88).

▶ Wenn Sie sich sicher fühlen, versuchen Sie die Übung als Steigerung rückwärts. Gehen Sie dabei aber sehr langsam und vorsichtig, um nicht zu stürzen.

5. Übung: Reaktion und Geschicklichkeit

▶ Werfen Sie ca. 10-mal einen Tennis- oder Softball etwas über Kopfhöhe nach oben und fangen ihn wieder (Abb. 89 + 90).

▶ Abwechselnd mit der linken und rechten Hand werfen und fangen.

Variation 1:

▶ Lassen Sie den Ball erst einmal auf den Boden springen und fangen Sie ihn danach (wieder ca. 10-mal; abwechselnd mit der rechten und linken Hand).

Variation 2:

▶ Jetzt halten Sie den Ball in Schulterhöhe, öffnen die Hand und lassen den Ball fallen. Fangen Sie Ihn nun rasch, bevor er den Boden berührt (Abb. 91).

▶ Auch diese Übung sollten Sie gleichermaßen mit der linken und der rechten Hand trainieren.

Variation 3:

▶ Mit Hilfe eines Partners können Sie Ihr Reaktionsvermögen noch mehr fordern, indem er den Ball fallen lässt. Nun müssen Sie noch spontaner reagieren, damit der Ball nicht auf den Boden fällt.

Mit Ihrem Partner können Sie auch die folgende Übung ausprobieren:

6. Übung: Reaktion

▶ Traben Sie locker im Raum bzw. im Freien mit oder um Ihren Partner herum. Auf ein akustisches Signal, z.B. »in die Hände klatschen«, bleiben Sie sofort wie angewurzelt stehen. Nach kurzer »Standzeit« traben Sie wieder los und wiederholen das Ganze (Abb. 92).

Mit diesen Reaktions- und Gleichgewichtsübungen werden Sie Ihre Bewegungssicherheit deutlich verbessern.

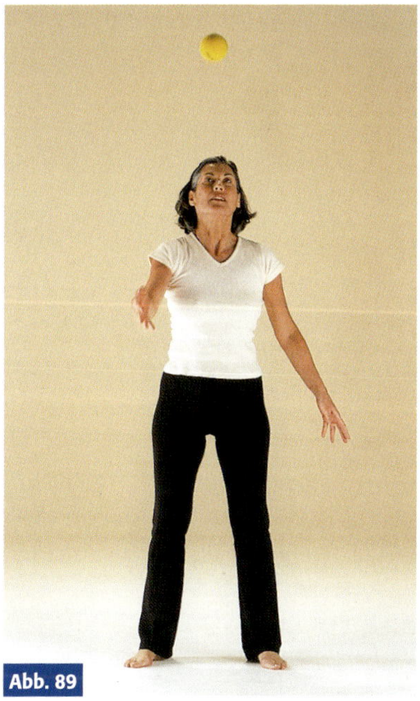
Abb. 89

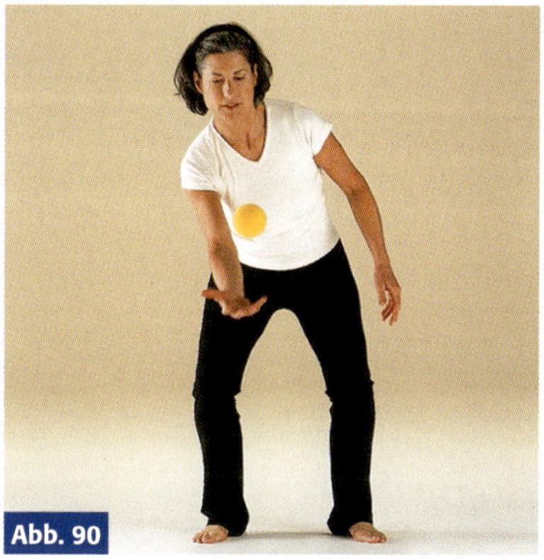
Abb. 90

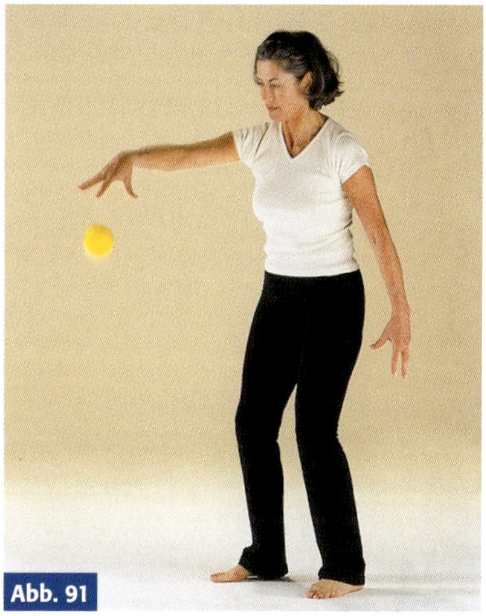
Abb. 91

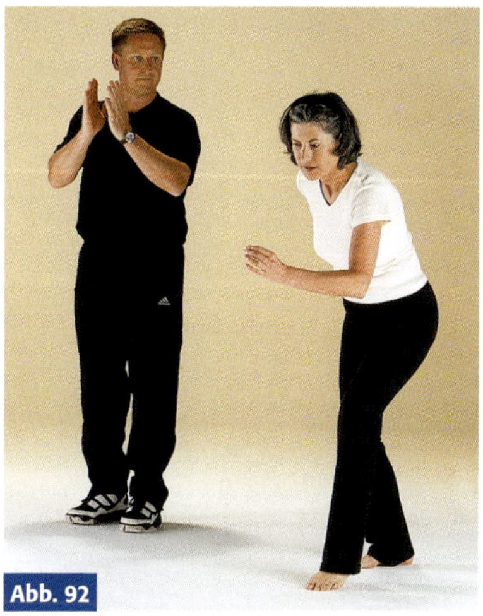
Abb. 92

Entspannung kann man trainieren

Gezielte Körpersensibilisierungs- und Entspannungstechniken

Wenn Sie den Einstieg in regelmäßige körperliche Aktivität geschafft haben, werden Sie fühlen, dass sich insbesondere nach der Bewegung ein ruhiger, entspannter Zustand einstellt. Ihr Körper signalisiert Ihnen auf diese Weise, dass er die wohltuende »Pflege« erfahren hat, auf die er von Natur aus angewiesen ist (s. hierzu Abb. unten, Stufe 1).

Nachdem Sie die entspannende Wirkung von Bewegung auf der ersten Stufe erlebt haben, wird es Ihnen leichter fallen, weitere Erfahrungen auf der nächsten Ebene zu sammeln (s. Stufe 2 der Abb.).

Für die folgenden **Körperwahrnehmungs- und Sensibilisierungsübungen** benötigen Sie als Unterlage eine Matte oder Decke sowie einen Hocker oder Stuhl und zum Teil einen Partner:

Analyse der Muskelaktivität bei bestimmten Bewegungsabläufen

1. Übung

▶ Heben Sie den linken Arm gestreckt seitlich bis auf Schulterhöhe hoch. Versuchen Sie durch Tasten bzw. Befühlen mit den Fingerspitzen der rechten Hand herauszufinden, welcher Muskelbereich beim Heben und Senken des Armes aktiviert wird (die Spannung des Muskels nimmt während der Aufwärts-

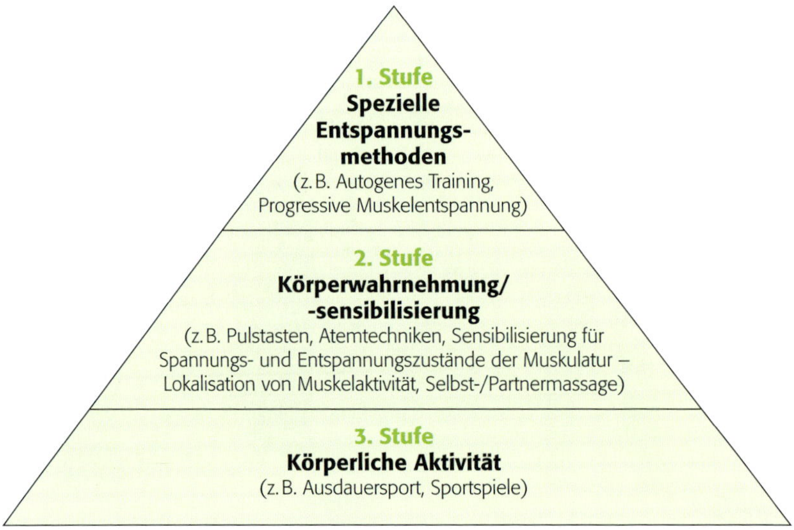

bb. 93

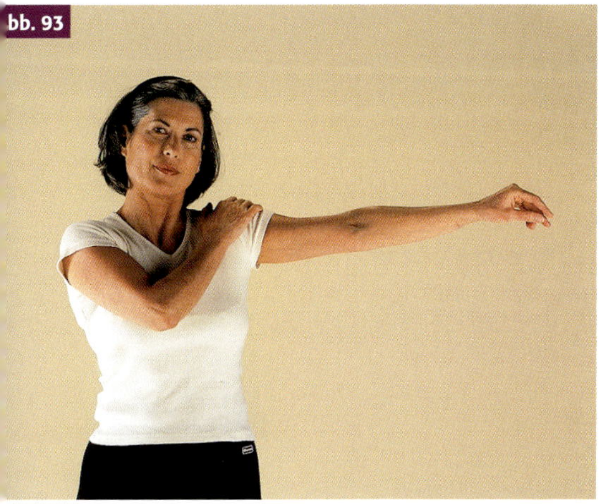

Abb. 94

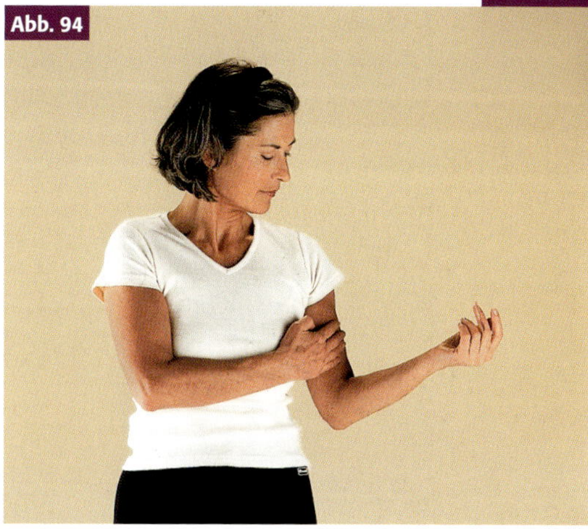

bewegung zu – der Muskel fühlt sich »dicker« an; Abb. 93).

▶ Wiederholen Sie die Übung auf der anderen Seite.

2. Übung

▶ Heben Sie den linken Unterarm nach oben (Beugen Sie das Ellenbogengelenk) und versuchen Sie durch Tasten bzw. Befühlen mit den Fingerspitzen der rechten Hand herauszufinden, welcher Muskelbereich beim Heben und Senken des Armes aktiviert wird (Abb. 94).

▶ Wiederholung auf der anderen Seite.

3. Übung

▶ Heben Sie nun die linke Schulter hoch – der Arm bleibt locker hängen – und fühlen Sie wieder mit den Fingerspitzen der rechten Hand, welcher Muskelbereich beim Heben und Senken aktiv ist.

▶ Probieren Sie auch diese Übung auf beiden Seiten.

4. Übung

▶ Setzen Sie sich jetzt auf einen Stuhl, die Beine sind etwa in rechtem Winkel gebeugt. Heben Sie nun die Fersen langsam etwas vom Boden hoch – die Fußspitzen bleiben auf dem Boden – und setzen Sie sie wieder ab. Fühlen Sie mit den Fingerspitzen während der Auf- und Abbewegung im Unterschenkelbereich nach, welcher Muskel aktiv ist (Abb. 95).

Abb. 95

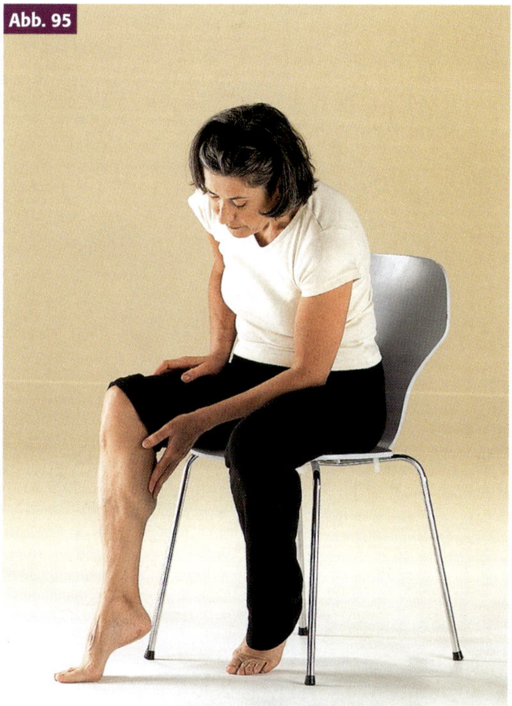

5. Übung

▶ Machen Sie die gleiche Übung, aber nun heben Sie die Fußspitzen an – die Fersen bleiben auf dem Boden –, Sie spüren den jetzt aktiven Muskelbereich (Abb. 96).

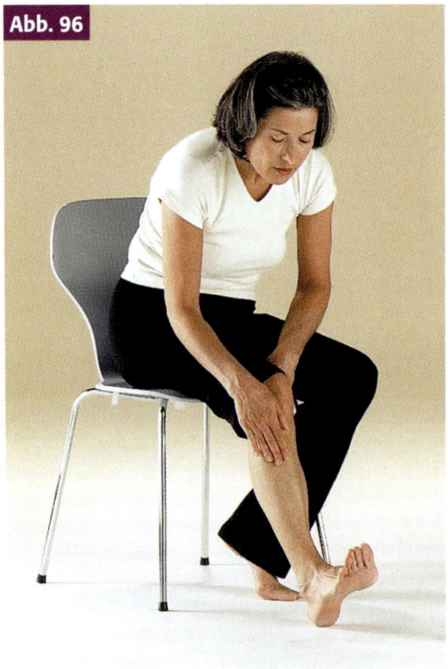
Abb. 96

Muskellockerung und Massage

6. Übung

▶ Greifen Sie nun mit beiden Händen um den rechten Unterschenkel und lockern Sie die Wadenmuskulatur durch leichtes Rotieren, Kneten bzw. Streichen (Abb. 97).

▶ Bevor Sie die Übung am linken Bein durchführen, vergleichen Sie gedanklich die rechte gelockerte mit der linken noch nicht bearbeiteten Seite. Welchen Unterschied fühlen Sie?

7. Übung

▶ Nun lockern Sie den rechten Oberschenkel. Greifen Sie mit beiden Händen um den Muskelbereich, drehen Sie leicht die gesamte Muskulatur, heben Sie die Muskeln der Oberschenkelrückseite kurz an und lassen wieder los (Abb. 98). Kneten und Streichen Sie sanft den gesamten Bereich.

▶ Vergleichen Sie auch hier die beiden Muskelbereiche, bevor Sie zur anderen Seite wechseln.

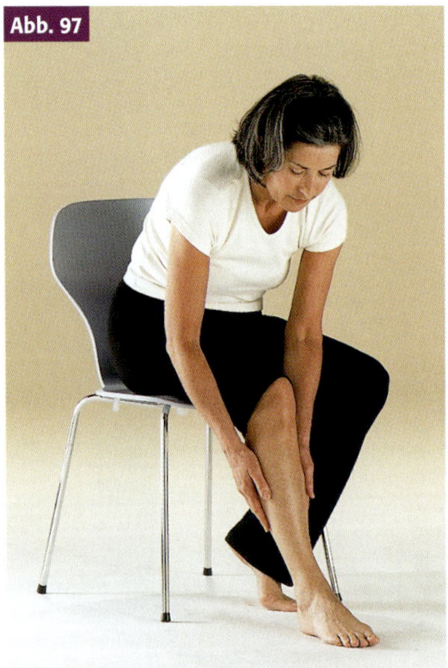
Abb. 97

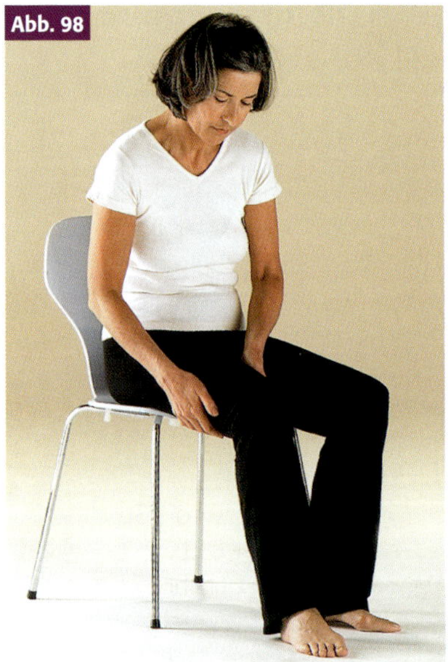
Abb. 98

Willkürliche und unwillkürliche Bewegungen – passive Schüttelungen

Muskuläre Verspannungen bzw. Verhärtungen können gezielter behandelt werden, wenn Sie den entsprechenden Bereich lokalisieren und auch »ansteuern«, d.h. willkürlich bewegen können. Nur dann ist auch ein Loslassen bzw. eine Entspannung der entsprechenden Muskelpartie möglich. Führen Sie dazu die folgenden Partnerübungen durch.

8. Übung

▶ Während Sie versuchen, beide Arme locker hängen zu lassen und dabei völlig passiv bleiben, greift der Partner Ihre rechte Hand und hebt den Arm etwas an. Sie werden spüren, dass es anfänglich schwer ist, richtig entspannt zu bleiben und nur den Partner agieren zu lassen. Meist streckt man dem Partner zunächst immer wieder *reflektorisch* die Hand entgegen und führt dabei den Arm aktiv hoch. Dieser automatisierte »Handschüttelreflex« muss regelrecht überlistet werden (Abb. 99).

▶ Falls es Ihnen nach mehreren Versuchen nicht gelingt loszulassen, probieren Sie die Übung mit geschlossenen Augen, so dass Sie einerseits nicht wissen, in welchem Moment der Partner Ihren Arm anhebt und Sie sich andererseits noch stärker auf sich selbst konzentrieren können.

▶ Bestehen immer noch Schwierigkeiten, versuchen Sie in der Rückenlage den Arm bzw. die Schultermuskulatur zu entspannen.

9. Übung

▶ Wenn der Arm bzw. die Schulter locker ist, greift der Partner mit beiden Händen zunächst um Ihr rechtes Handgelenk, fixiert es regelrecht (Abb. 100) und schüttelt den ganzen Arm einschließlich der Schulter mit sanften kleinen Bewegungen aus. Dabei sollten sich Schüttelungen und kleine Zugbewegungen abwechseln.

▶ Vergleichen Sie auch hier, bevor Sie zur anderen Seite wechseln, das Gefühl im gelockerten Arm mit der noch nicht bearbeiteten Seite. Welche Unterschiede stellen Sie fest.

Diese Übung ist in ähnlicher Form auch auf den Hüftbereich und den unteren Rücken anwendbar.

Abb. 99

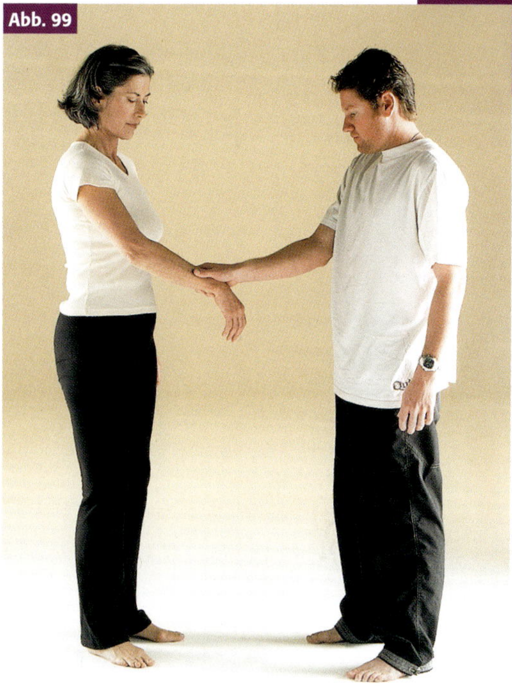

Abb. 100

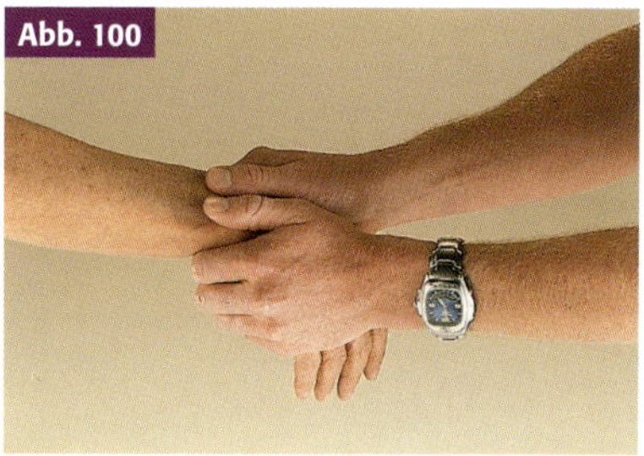

10. Übung

▶ Legen Sie sich mit dem Rücken auf eine Matte bzw. Decke und entspannen Sie sich. Der Partner kniet auf Ihrer linken Seite mit dem Gesicht zu Ihnen gewandt, hebt Ihr linkes Bein vom Boden ab und winkelt es leicht an. Sie bleiben dabei völlig passiv. Die rechte Hand stützt das Bein in der Kniekehle, die linke Hand greift an den Unterschenkel oder die Ferse. Nun werden die Hüfte und der Rücken durch leichte Schüttelungen und Zugbewegungen gelockert (Abb. 101).

▶ Vergleichen Sie auch hier, bevor Sie zur anderen Seite wechseln, die beiden Muskelbereiche. Welche Unterschiede fühlen Sie?

Die dritte Ebene (s. Abb. S. 80, Stufe 3) eines entspannten Zustandes ist durch spezielle Entspannungsmethoden zu erzielen. Hier sind u.a. das **Autogene Training** und die **Progressive Muskelentspannung** zu empfehlen. Letztere Methode beruht auf dem Anspannen und dem anschließenden Loslassen bestimmter Muskelgruppen, wodurch es zu einer Spannungsreduktion im jeweiligen Muskelsegment kommt.

Als Entspannungshaltung hat sich die Rückenlage bewährt. Bei orthopädischen bzw. Kreislaufbeschwerden ist allerdings auch die Sitzhaltung (Rücken- und Armlehnen sinnvoll) möglich. Ein entsprechender musikalischer Hintergrund (neutral und ruhig, aber nicht schwermütig – schwebend, ohne vordergründigen Rhythmus – Instrumentalmusik ohne Gesang günstig) verstärkt die Wirkung von Entspannungsmethoden und schirmt vor Nebengeräuschen ab. Der Raum sollte gut temperiert und leicht abgedunkelt sein.

Progressive Muskelentspannung

Konzentrieren Sie sich nun auf Ihren Körper. Atmen Sie dabei tief ein und aus. Nehmen Sie bewusst die Kontaktflächen mit dem Boden bzw. dem Sitzmöbel wahr.

▶ Sie liegen ausgestreckt und bequem mit dem Rücken auf dem Boden oder sitzen in einem Sessel. Ballen Sie nun

Abb. 101

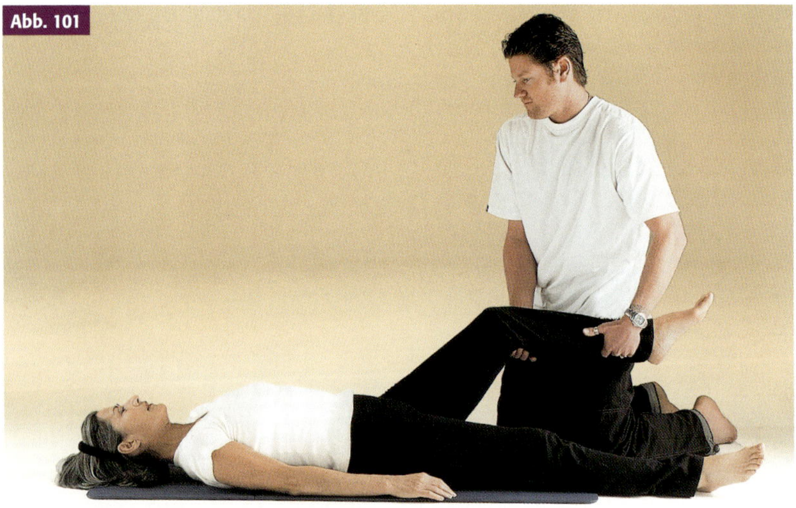

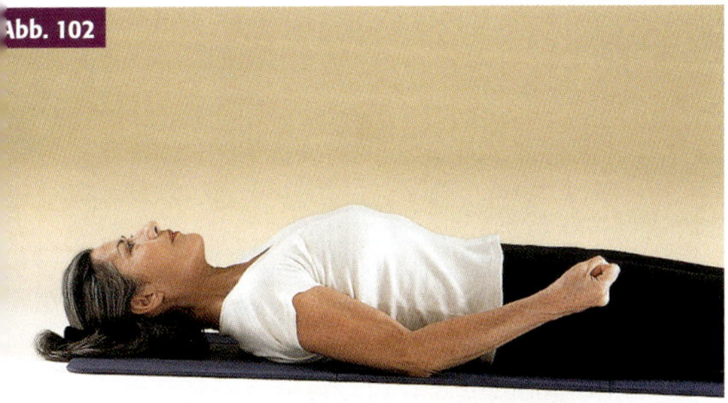
Abb. 102

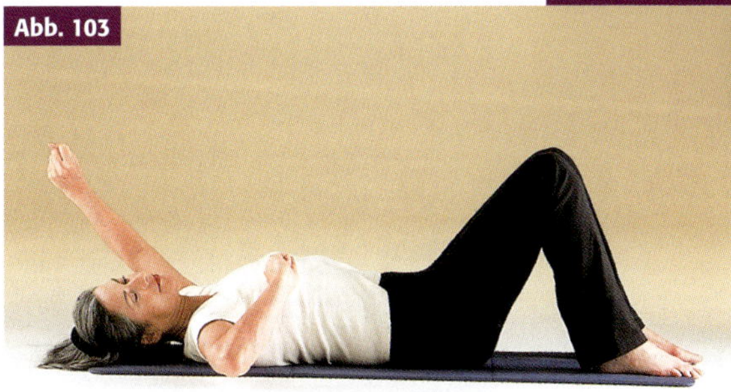
Abb. 103

die Finger der rechten Hand zur Faust. Langsam, aber stetig verstärken Sie den Druck. Die Spannung geht über den Ellenbogen bis zum Oberarm. Spannung halten – halten (insgesamt ca. 10 Sekunden) und loslassen – die Hand öffnen (Abb. 102). Spüren Sie, wie die Spannung aus dem Arm entweicht.

- Atmen Sie tief ein und aus.
- Wiederholen Sie nach einer ca. 30-sekündigen Ruhephase die Übung und vergleichen Sie danach gedanklich die rechte mit der noch nicht entspannten linken Seite. Welche Unterschiede spüren Sie?

Nachdem Sie die linke Seite analog entspannt haben, »wandern« Sie mit Ihren Gedanken zu Ihrem rechten Bein:

- Ziehen Sie die Fußspitze nach oben und spannen Sie das ganze Bein an – halten Sie die Spannung – noch etwas fester anspannen – halten und loslassen. Spüren Sie, wie die Spannung aus dem Bein entweicht.
- Atmen Sie tief ein und aus.
- Wiederholen Sie auch hier nach einer ca. 30-sekündigen Ruhephase die Übung und vergleichen Sie danach gedanklich die rechte mit der noch nicht entspannten linken Seite. Welche Unterschiede spüren Sie?
- Entspannen Sie nun die linke Seite analog.

Wichtig ist am Ende eines Entspannungstrainings das *Zurücknehmen.* Durch Anspannung der Arm- und Beinmuskulatur sowie kleine Bewegungen (räkeln und strecken) muss der Kreislauf erst wieder aktiviert werden (Abb. 103). Danach über die Seite aufrichten, aufstehen und leicht bewegen.
Arme und Beine bilden sozusagen das Basisprogramm, das beliebig auf weitere Muskelbereiche (z.B. Schulter, Rücken, Gesäß) ausgedehnt werden kann.
Aber bereits durch dieses Kurzprogramm (Gesamtzeitbedarf ca. 20 Minuten) werden Sie mit etwas Übung intensive Entspannungseffekte erzielen können.
Bedenken Sie dabei allerdings, dass ein wirklich entspannter Zustand bei bestehendem Bewegungsmangel alleine durch Entspannungsmethoden nur schwer erreicht wird. Die körperliche Aktivierung (1. Stufe der Entspannungspyramide) leistet die entscheidende Vorarbeit – ohne eine gewisse Anstrengung in Form von körperlichem Training ist auch keine optimale Entspannung erzielbar! Bewegungs- und Sportspiele lenken von diesen Anstrengungen, aber unter anderem auch von Problemen im Alltag, ab (s. S. 59) und haben deshalb einen hohen Entspannungswert.

Den Alltag aktivieren

Bewegungstipps für Beruf und Freizeit

Neben dem sportlichen Training bietet auch der Alltag Chancen, kleine Trainingsreize einzubauen. Die folgenden Beispiele sollen Ihnen helfen den Alltag »bewegt« zu gestalten:

- Gehen Sie so oft wie möglich zu Fuß (z. B. *Walking* zur Arbeit oder in der Mittagspause).
- Nutzen Sie beispielsweise beim Einkaufen die Treppen und vermeiden Sie Fahrstuhl oder Rolltreppe.
- Auch längere Wege, z. B. bis 5 km, lassen sich mit dem Fahrrad ohne wesentlichen Zeitverlust gegenüber dem Autofahren bewältigen. Die geringe Mehrzeit haben Sie als Trainingszeit optimal genutzt – und dabei Ihr Auto geschont.
- Wenn Sie bei Ihrer Arbeit viel sitzen, sollten Sie häufig die Sitzposition verändern. Aktivieren Sie zwischendurch Ihren Kreislauf, indem Sie die Füße im Wechsel anziehen und strecken (wie beim Gasgeben und Kuppeln im Auto, s. Abb. 104) oder nach links und rechts bewegen (wie die Scheibenwischer-Bewegung beim Auto, s. Abb. 105 + 106).
- Sitzen Sie nicht zu lange ohne eine Unterbrechung.

Abb. 104
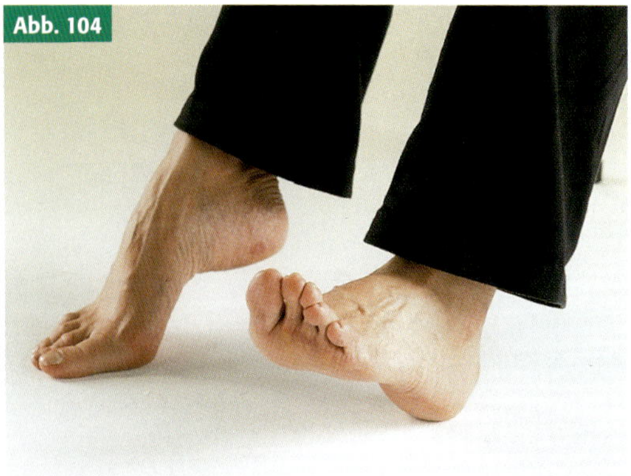

Abb. 105
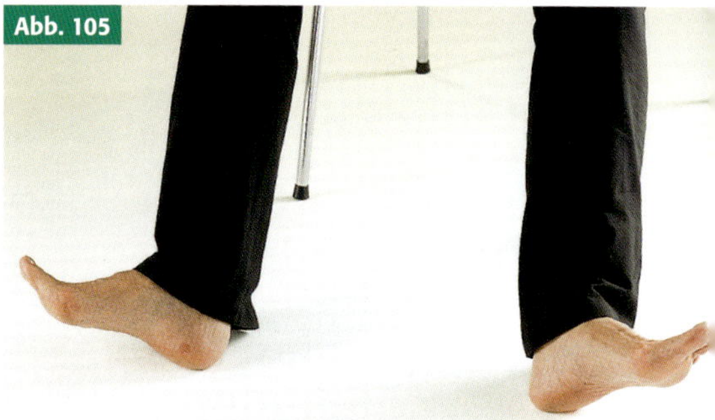

Abb. 106
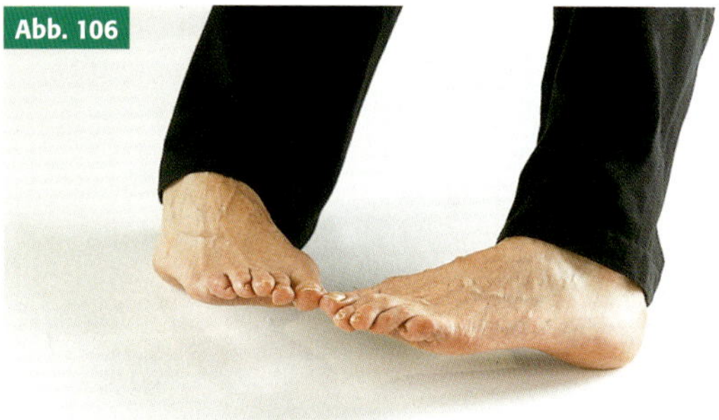

Zusätzliche kurze Kräftigungs- und Mobilisationsübungen vermeiden insbesondere während längerer Sitzphasen muskuläre Verspannungen bzw. orthopädische Beschwerden. Die folgenden Übungen sind ebenfalls direkt am Arbeitsplatz möglich. Sie benötigen dazu einen Stuhl mit sicherem Stand.

Abb. 107

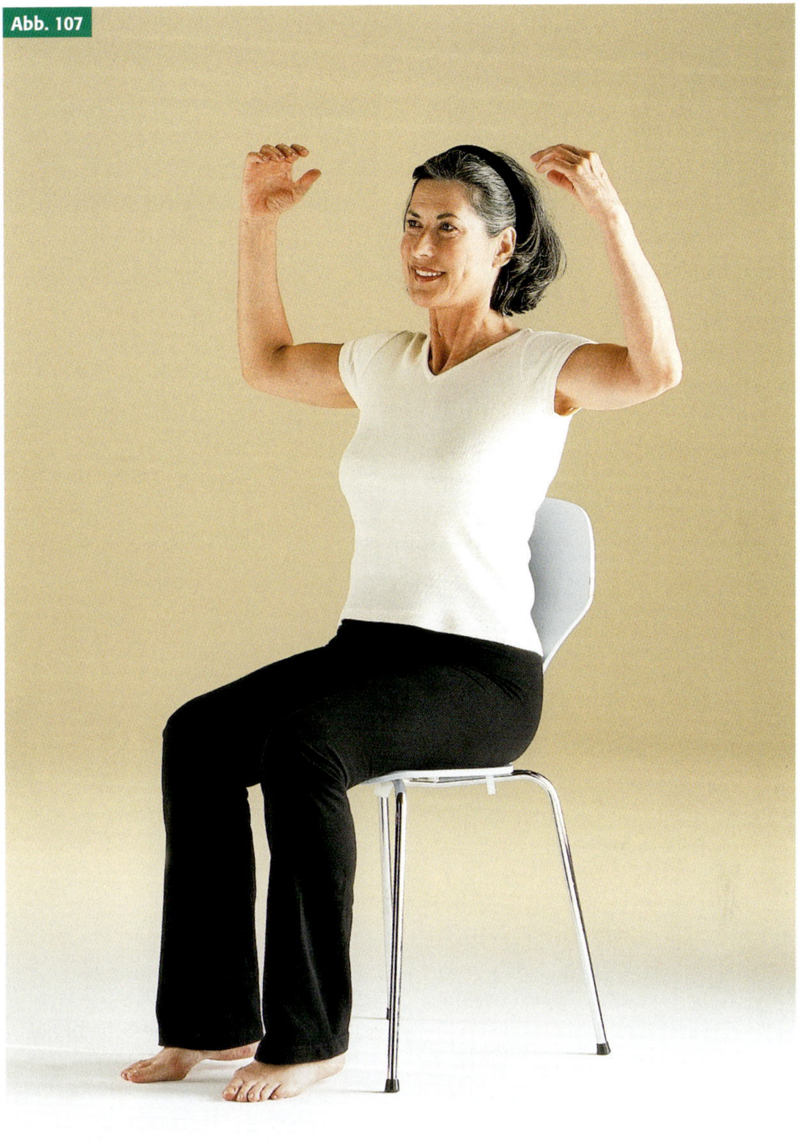

1. Übung

▶ Heben Sie die Arme seitlich hoch und beugen Sie sie im Ellenbogengelenk um 90°, so dass die Hände nach oben zeigen. Bewegen Sie nun die Unterarme nach hinten und ziehen Sie die Schulterblätter zusammen. Halten Sie die Spannung ca. 10 Sekunden, dann lassen Sie die Arme locker hängen und schütteln sie aus (Abb. 107).

Durch diese Übung kräftigen Sie die obere Rücken- und die Schultermuskulatur und dehnen gleichzeitig die Brustmuskeln.

2. Übung

▶ Stützen Sie sich bei dieser Übung rücklings in freier Sitzhaltung am äußersten Rand eines Stuhles ab, so dass das Gesäß den Stuhl nicht mehr berührt. Der Winkel in Hüft- und Kniegelenk sollte etwa 90 ° betragen. Die Arme sind in der Ausgangsposition gestreckt.
Beugen Sie nun die Arme und senken Sie dabei das Gesäß in Richtung Boden und drücken Sie sich anschließend wieder hoch (Abb. 108 + 109).

Wiederholen Sie die Übung einige Male, wenn es möglich ist.

Diese Übung (Abb. 108 + 109) kräftigt die Schulter- und Arm(streck-)muskulatur.

Abb. 108

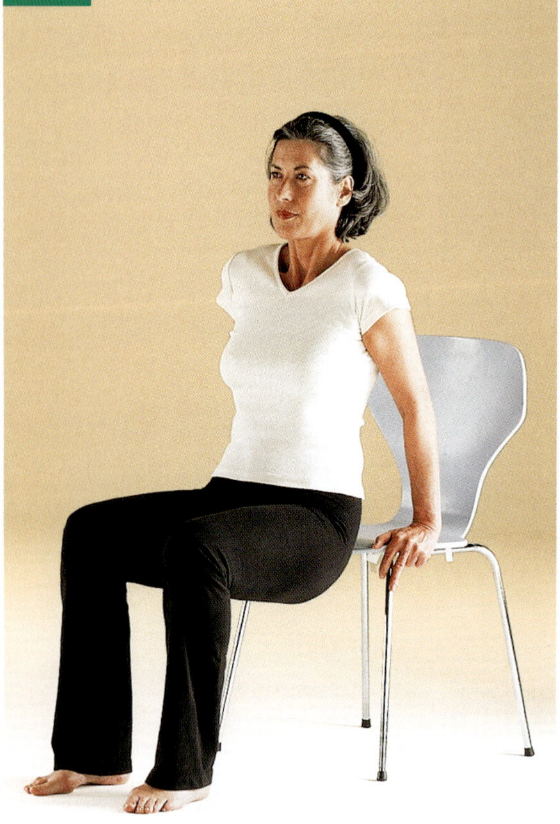

Abb. 109

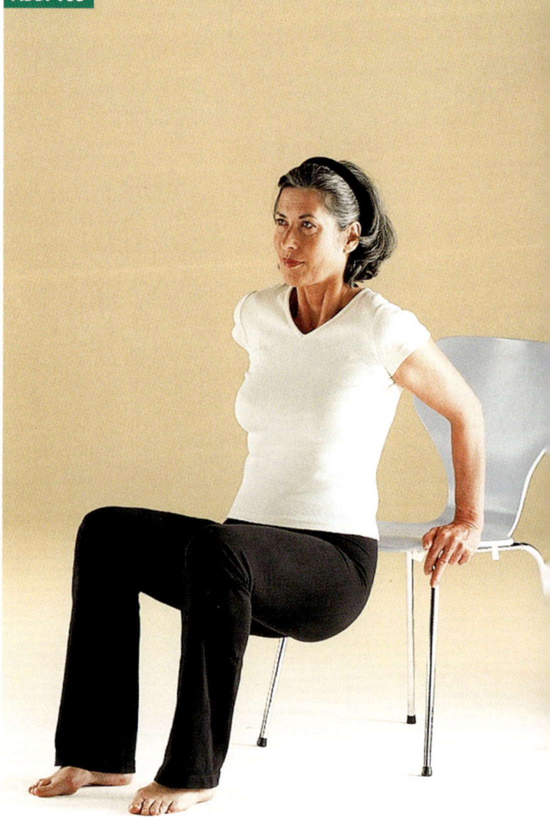

Abb. 110

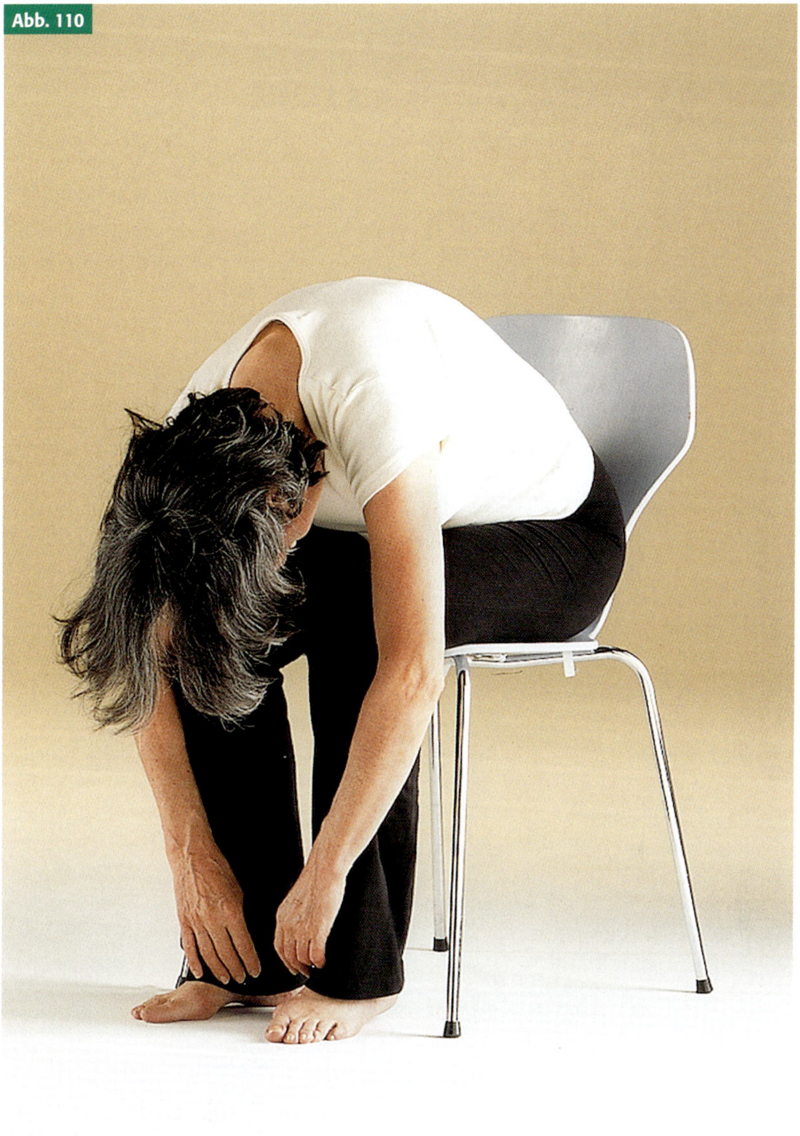

3. Übung

▶ Um den Rücken zu mobilisieren und zu entspannen, beugen Sie den Oberkörper nach vorne und lassen die Arme locker hängen (Abb. 110). Halten Sie die Position etwa 5–10 Sekunden. Atmen Sie dabei mit geöffnetem Mund langsam tief ein und aus.

Bei Schwindelanfälligkeit bzw. Blutdrucklabilität sollten Sie dabei den Kopf nicht tiefer als den Oberkörper positionieren.

Trainingsplanung: mit System zum Erfolg

Tipps für ein regelmäßiges selbst organisiertes Training

Nur durch Kontinuität und Planmäßigkeit beim Training wird sich Ihre Gesundheit verbessern und auf Dauer stabilisieren. Dazu ist allerdings eine gewisse Selbstdisziplin notwendig, um auch in Phasen mit geringerer Motivation oder zusätzlichen beruflichen oder privaten Belastungen das Gesundheitstraining nicht zu unterbrechen oder gar zu beenden.
Die Dokumentation der Bewegungsaktivitäten ist zur sinnvollen Planung und regelmäßigen Durchführung eines Trainingsprogramms sehr nützlich. Sie führen sich dadurch bisher erbrachte Leistungen vor Augen und werden gleichzeitig an das anstehende Training erinnert.
Der folgende **Trainingsplan** und die **Pulskarte** (Kopiervorlagen) sollen Ihnen helfen, Ihr Bewegungsprogramm zu dokumentieren. Der Trainingsplan ist für Ihre eigenständigen körperlichen Aktivitäten vorgesehen, die Pulskarte ist für spezielle Situationen, z.B. ein Bewegungsprogramm in der Herzsportgruppe mit gemischten Trainingsinhalten.

Trainingsplan

Im Trainingsplan können Sie Ihre gesamten Bewegungsaktivitäten (im Beruf und im Alltag, Gruppen- und eigenständiges Training) einen Monat lang protokollieren.

- Notieren Sie zunächst in den linken Spalten die Kalenderwoche (KW) bzw. das Datum und dann die Trainingsinhalte (z.B. Walking, Jogging, Radfahren) oder intensivere Alltagsbelastungen oder Freizeitaktivitäten (z.B. Gartenarbeiten, Wanderungen).
- In die folgenden Spalten tragen Sie die Dauer und die durchschnittliche Intensität in Form von Geschwindigkeitsangaben (z.B. beim Walking/Jogging oder Radfahren), Wattleistungen (z.B. beim Ergometertraining) und Pulsmessungen ein.
- In den nächsten Spalten notieren Sie

Bewegungspunkte für Trainingseinheiten und Alltagsaktivität

Bewegungspunkte	1 Punkt	2 Punkte	3 Punkte	4 Punkte
Walking	20 min	40 min	60 min	80 min
Jogging	15 min	30 min	45 min	60 min
Radfahren	30 min	60 min	90 min	120 min
Schwimmen	20 min	40 min	60 min	80 min
Gymnastische Übungen	45 min	90 min		
Alltagsaktivität (z.B. »zu Fuß gehen«, Gartenarbeit)	60 min	120 min		

TRAININGSPLAN

Name ______________________ **Monat** ____________ **Jahr** ________

KW	Datum	Trainingsinhalte und körperliche Aktivitäten	Dauer (min)	Intensität (Puls/km/h)	Befinden ☺=1 😐=2 ☹=3	Bewegungs-punkte	
							Wochen-Punkte
							Wochen-Punkte
							Wochen-Punkte
							Wochen-Punkte
							Monats-Punkte

org-Skala (6–20)	9 sehr leicht	13 etwas schwer	17 sehr schwer
	10	14	18
sehr sehr leicht	11 recht leicht	15 schwer	19 sehr sehr schwer
	12	16	20

Ihre Befindlichkeit zu Beginn (links der gestrichelten Linie) und am Ende (rechts der gestrichelten Linie) der Trainingseinheit (1 = gut, 2 = durchschnittlich, 3 = unwohl) und zusätzlich Ihr subjektives Anstrengungsempfinden während des Trainings. Suchen Sie sich auf der angegebenen Skala den Wert zwischen 6 (sehr sehr leicht) und 20 (sehr sehr schwer), der Ihrem subjektiven Anstrengungsgefühl entspricht. In Verbindung mit den objektiven Parametern (z. B. Puls) können Sie so Ihr Gefühl für die richtige Belastungsintensität »nachjustieren«. Ein entsprechend angepasstes Anstrengungsgefühl bei etwa 11 bis 13 (*recht leicht* bis *etwas schwer*) gilt als günstig.

▶ Die letzte Spalte ist für den »Lohn der Mühen« vorgesehen. Je nach absolvierter körperlicher Aktivität erhalten Sie so genannte Bewegungspunkte (s. Tabelle S. 90). Ihr Wochenziel sollten mindestens 9 Punkte (36 Punkte pro Monat) sein, davon mindestens 7 *»grüne«* Punkte (28 *»grüne«* Punkte pro Monat) aus den Ausdauersportarten.

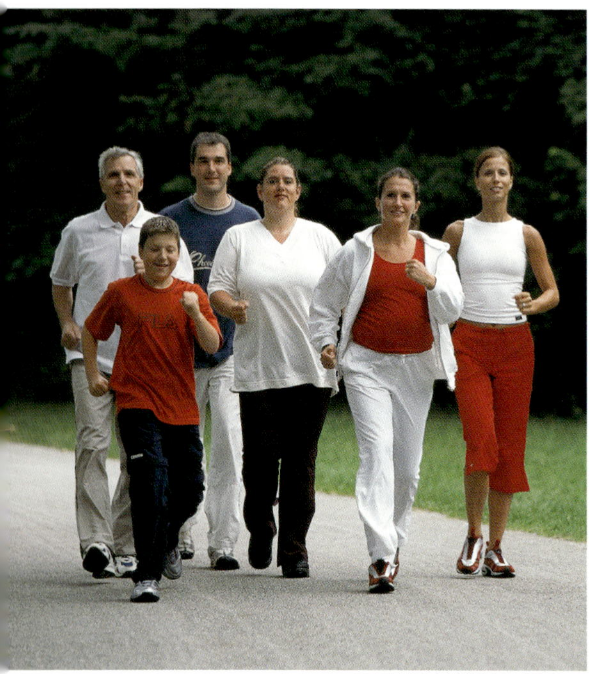

Pulskarte

Die Pulskarte ist – wie erwähnt – für die Trainings-Protokollierung in einer Herzsportgruppe gedacht.

▶ Notieren Sie im oberen Teil zunächst Ihre persönlichen (Leistungs-)Daten. Tragen Sie die vom Arzt festgelegte Belastbarkeit, den Trainingspuls und insbesondere die für das Training relevanten Medikamente, wie blutverdünnende (z. B. Markumar) oder blutdrucksenkende Arzneimittel (z. B. ß-Blocker), in die Karte ein.

▶ Notieren Sie während jedem Trainingstermin (1. Spalte – Datum) zu Beginn (1. Puls), nach intensiven Phasen (z. B. Ausdauer-, Spielteil – 2./3. Puls) und am Ende (4. Puls) Ihre gemessene Herzfrequenz. Nun können Sie jeweils Ihr subjektives Anstrengungsgefühl (am besten zusammen mit dem Übungsleiter bzw. Gruppenarzt) anhand Ihrer Pulsmessungen mit dem empfohlenen Trainingspuls vergleichen und eventuell korrigieren.

▶ Die nächste Spalte dient zur Dokumentation des Blutdruckes.

▶ Vermerken Sie in der äußeren Spalte Ihre Befindlichkeit *vor* (links der gestrichelten Linie) und *nach* (rechts der gestrichelten Linie) dem Bewegungsprogramm (1 = gut, 2 = durchschnittlich, 3 = unwohl) und Besonderheiten wie z. B. Tagesform oder Beschwerden.

So können Sie sich die unmittelbaren subjektiven Wirkungen des Trainings in Zusammenhang mit den jeweiligen Rahmenbedingungen verdeutlichen.

PULSKARTE

Name ________________ **Alter** ______ **Trainingspuls** ______ **Schläge/min**

Belastbarkeit ______ **Watt/kg** **Medikamente** ________________

Datum	1. Puls (S/min)	2. Puls (S/min)	3. Puls (S/min)	4. Puls (S/min)	Blutdruck (mmHg)	Befinden/Besonderheiten 🙂=1 😐=2 🙁=3	

Tipps für die Belastungsintensität beim Ausdauertraining

Diese Angaben gelten nur für Personen mit gesundem Herz-Kreislauf-System.

Allgemeine Orientierung für den Trainingspuls

Herzfrequenz-Faustformeln
(Herzschläge pro Minute)

- ✔ Laufen: 200 minus Lebensalter
- ✔ Walking: 185 minus Lebensalter
- ✔ Radfahren: 180 minus Lebensalter
- ✔ Schwimmen: 170 minus Lebensalter

Für eine 50-jährige Person lautet demnach die orientierende Vorgabe für die Herzfrequenz, die beim Ausdauer-Lauftraining nicht überschritten werden sollte:

200 minus 50 =
150 Herzschläge pro Minute

Folgendes gilt es zu beachten (vgl. auch S. 17):

- Die Faustformeln berechnen die obere Grenze des »gesunden« aeroben Bereichs. In der Praxis sollte man als Gesundheitssportler zumindest am Anfang etwa 10 Herzschläge pro Minute als Sicherheitspolster unter den Werten der Faustformeln bleiben.
- Der Umgang mit den Faustformeln klingt zunächst einfach. Man sollte sich aber stets vor Augen führen, dass es sich bei diesen Werten um »Durchschnittsgrößen« handelt, die zwar erfahrungsgemäß häufig auch individuell gut »passen«, im Einzelfall aber auch zu hoch oder zu niedrig sein können. Je nach subjektivem Anstrengungsgefühl sollte gegebenenfalls »nachjustiert« werden.
- Die Faustformeln gelten nur für gesunde Personen. Bei Herzerkrankungen wird der Trainingspuls nicht durch die Faustformel, sondern anhand von Beschwerden und Belastbarkeit auf der Basis einer ärztlichen Untersuchung mit Belastungs-EKG festgelegt. Der Trainingspuls beispielsweise von Koronarpatienten wird deshalb meist deutlich niedriger liegen, als es die Faustformeln beschreiben.

Genaue individuelle Vorgabe für den Trainingspuls

»Walking-Test« (vgl. S. 39)
Aus dem maximal erreichten Puls beim Test kann man personenbezogene Trainings-Herzfrequenzen für die obere Grenzzone des aeroben Bereichs ableiten. Diese Vorgaben lassen sich dann auch auf andere Belastungsformen (Jogging, Radfahren, Schwimmen) übertragen.
Die resultierenden Empfehlungen sind in der Tabelle S. 95 dargestellt.

Auch hier ist Folgendes zu beachten (vgl. auch S. 39):

- Dieser Test (»so schnell wie möglich Walken«) darf nur von Gesunden durchgeführt werden! Obwohl der Test nur wenige Minuten dauert, können während des Walkens muskuläre Beschwerden (Schienbein-

Maximaler Puls Walking-Test (Schläge/min)	Trainingspuls **Walking**	Trainingspuls **Jogging**	Trainingspuls **Radfahren**	Trainingspuls **Schwimmen**
200	160–164	172–176	156–160	148–152
195	156–160	168–172	152–156	144–148
190	152–156	164–168	148–152	140–144
185	148–152	160–164	144–148	136–140
180	144–148	156–160	140–144	132–136
175	140–144	152–156	136–140	128–132
170	136–140	148–152	132–136	124–128
165	132–136	144–148	128–132	120–124
160	128–132	140–144	124–128	116–120
155	124–128	136–140	120–124	112–116
150	120–124	132–136	116–120	108–112
145	116–120	128–132	112–116	104–108
140	112–116	124–128	108–112	100–104

vorderkante) auftreten, da es sich aus Testzwecken um eine ungewohnt hohe Walking-Geschwindigkeit handelt. (Vorbereitung, Aufwärmen s. S. 40.)

- Der Test ist erst sinnvoll, wenn die Walking-Technik beherrscht wird (bei Walking-Einsteigern frühestens nach ca. 2–3 Wochen bzw. ca. 10 Trainingseinheiten).
- Für den Maximal-Test wird ein Pulsmessgerät empfohlen. Wird die Herzfrequenz nicht direkt am Belastungsende, sondern erst nach Belastung am Handgelenk oder an der Halsschlagader gemessen, muss berücksichtigt werden, dass der Puls nach Belastungsabbruch relativ schnell abfällt (in den ersten 10 Sekunden nach Belastung ca. 10 Schläge/min niedriger als der maximale Belastungspuls)!
- Auch beim Walking-Test gilt: Die Pulswerte können im Einzelfall abweichen. Deshalb sollte nach dem Anstrengungsgefühl (Atmung, muskuläre Beanspruchung, Schrittfrequenz) ggf. »nachjustiert« werden.

Wichtige Internetadressen

Sportmedizin:
www.dgsp.de
www.theheart.de
www.cardiologe.de
www.dgpr.de

Sportpraxis:
www.dsb.de
www.leichtathletik.de

Ernährung:
www.ugb.de
www.dge.de

Literaturnachweis

Tuchmann, Barbara: Die Torheit der Regierenden. Fischer

Internetseite des DSB
www.dsb.de

Aus der Reihe »BLV aktiv + gesund«

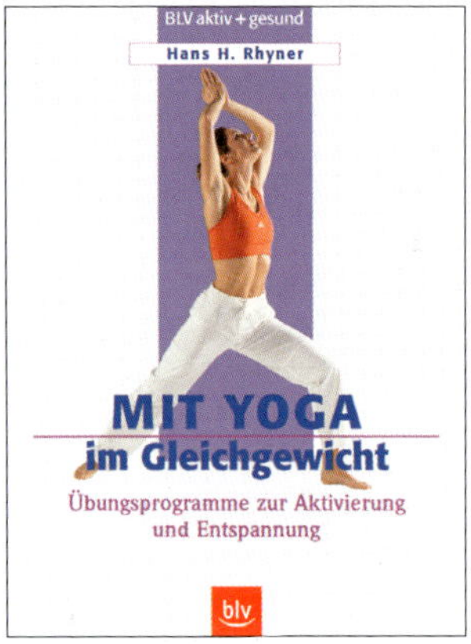

Hans H. Rhyner
Mit Yoga im Gleichgewicht
Übungsprogramme zur Aktivierung und Entspannung

Grundlagen zu Yoga und Ayurveda; Yoga-Übungen für den Tagesbeginn, während des Tages und für den Abend – jeweils abgestimmt auf die drei Ayurveda-Konstitutionstypen; die richtige Ernährung.

Urs Geiger/Caius Schmid
Muskeltraining mit dem Thera-Band
Das Übungsprogramm für Fitness und Therapie

Benutzung, Eigenschaften, therapeutischer und leistungsorientierter Anwendungsbereich, Übungsintensität, Trainingsprogramme für die Muskulatur der Arme, des Rumpfes und der Beine.

Heike Höfler
Venengymnastik
für gesunde, schöne Beine

Hilfe gegen Venenstress für rund 36 Millionen Betroffene: Ursachen von Venenproblemen erkennen, Tipps für den Alltag; Venentraining – allgemeine und spezielle Übungsprogramme. Empfohlen von der Deutschen Venen-Liga e.V.

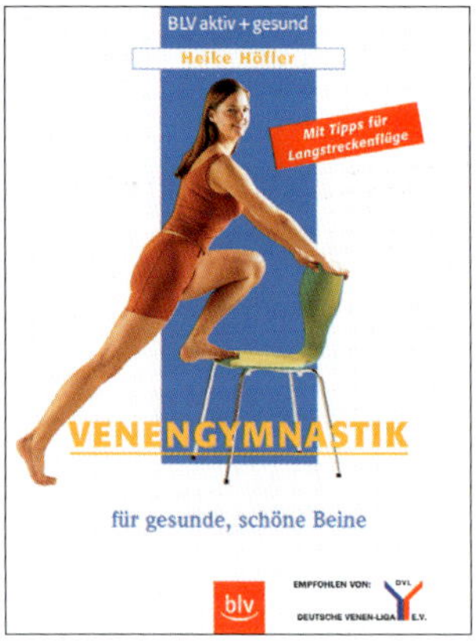

Dieter Beh
Atemgymnastik

Richtig atmen – richtig entspannen – gesund bleiben: Grundlagen und Übungen zur Körperwahrnehmung, Aufbau und Funktion der Atemorgane, praktische Übungsprogramme zur Atemgymnastik, zum Stressabbau und zur Entspannung.

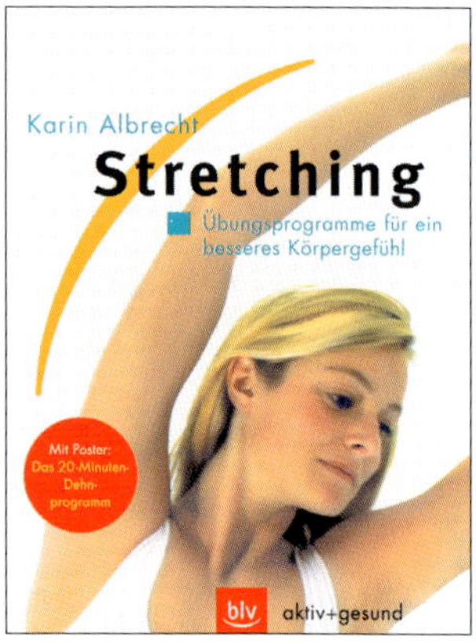

Karin Albrecht
Stretching
Übungsprogramme für ein besseres Körpergefühl

Ganzheitliches Stretching: Bewegung, Entspannung und deren Auswirkung auf Körper und Seele, einfache und überall durchführbare Übungen für den Alltag – mit Poster »Das 20-Minuten-Dehnprogramm«.

Helmut Reichardt
Schongymnastik
Das Übungsprogramm für Beweglichkeit, Leistungsfähigkeit und Wohlbefinden

Trainingsprogramme für eine funktionelle Gymnastik, die Gelenke, Bänder und Muskeln schont; Linderung von Alltagsbeschwerden, Vorbeugung einseitiger Belastungen im Sport.